CLAIMS & TROUBLE

介護現場のクレーム・トラブル対応マニュアル

高頭晃紀 Akinori Takato

ぱる出版

まえがき～トラブルを未然に防ぐことに真剣に取り組めば仕事は楽になる！

この本を、手に取ってくださってありがとうございます。

この本は、高齢者介護にかかわるすべての方のために書きました。介護の上でのトラブルや訴訟に出会ったときに、いかに責任をかぶらずに済むか、裁判に勝てるかという本ではありません。

では、なんのために書いた本かというと、**皆さんの仕事を「楽（らく）」にするため**、です。

どんな仕事にも、困難や障害があります。別に高齢者介護に限りません。仕事をしているすべての人は、日々、困難や障害を乗り越え、時には迂回《うかい》して、毎日を過ごしているのでしょう。

すべての人の願いとして、仕事上の厄介事がなくなれば、もっと楽しく、ご機嫌に仕事ができるのになぁ、と思っているのではないでしょうか？

介護の仕事を大変なつらいものにしているのは、日常起こるささやかなものから、重大な事故までを含む、様々な「トラブル」です。

トラブルが起こると、仕事が時間内に終わらなかったり、作業が増えたり、心理的にも気分のいいものではありません。できればトラブルは未然に防ぎたいものです。

その「トラブルを未然に防ぐ」ということに真剣に取り組めば、皆さんの仕事は必ず「楽（らく）」になります。また仕事が「楽しく」なります。それはもう、お約束できます。

介護現場や介護事業の経営のお手伝いをしていて、介護にかかわる皆さんの悩みには、いくつかの共通点があります。

・業務が押す、業務が回らない
・忙しいし、残業が増える
・利用者が、不隠《ふおん》になる
・利用者の体調が悪くなる
・職場の雰囲気が悪い
・すぐ人が辞めてしまって、人手不足である

これらのすべてを解決できるかどうかは別として、日常的なトラブルが減れば、解決への道が見えてきます。平穏無事で、活気のある職場であれば、離職者は減るでしょうし、働くのが楽しくなるでしょう。働くのが楽しければ、技術も身につきますし、やる気も出てきます。

トラブルが多いと、犯人捜しになったり、責任のなすりつけあいになったりして、職場の雰囲気が悪くなります。そこで、この本では、日常的に介護現場（施設、在宅を問わず）で起こるトラブルを、どうしたら防げるのかについて書きました。

執筆者には、私以外に、実際に現場で働いている人達にもお願いしました。私自身、直接介護を提供することはしませんが、もう20年も、介護の現場の人たちと、悩みや困難事例について、一緒に考え、解決に力を尽くしてきました（利用者本人と面談したり、行政に一緒に行ったりすることはあります）。

そんな中から生まれてきたノウハウは、当たり前のことでした。ですから、この本は特別に奇抜《きばつ》なことは書いてありませんので、安心してお読みください。ぜひ、参考にして、あなたの職場のトラブルを無くし、ご機嫌で、「楽」な仕事を実現してください。

介護現場のクレーム・トラブル対応マニュアル●もくじ

第3章 介護現場の認知症ケアの基本とポイント

第4章 介護事故やヒヤリハットの予防と対策

第5章 利用者の急変を防ぐ「普段のケア」のポイント

第6章 手をかけるケアがいいケアだと思っていませんか

第7章 利用者、家族からのクレームの予防と対応法

第1章
介護現場で「面倒なこと」って何?

❶ 介護現場のトラブルとは何か

介護現場での、トラブルというと何を思い浮かべるでしょうか。トラブルというのは、辞書的には、いざこざ、紛争、事故ということになっています。「もめごと」「厄介なこと」と言い換えても良いでしょう。この場合、決して利用者の家族とのトラブル（もめごと）だけを指すわけではありません。ベテランになると、普通のこととして、当たり前としてやりすごしてしまうようなことでもトラブルなのです。

順調に仕事ができない場合は、すべてトラブルです。「面倒なこと」が起こって割り込みの仕事が増えたり、仕事の手順を変えなければならないことは、すべてトラブルなのです。

そう考えてみると、介護現場では、日々トラブルが起こっています。利用者の介護拒否や困難事例。デイサービスの送迎ミスや、ホームヘルプの訪問が押してしまい、次の訪問時間がずれるなどです。

こういったことを未然に防ぐために何をすればよいのでしょうか？

先にこの本の結論を書いてしまえば、利用者、家族との「関係性」を築くこと、そのためには「介護技術」が必要なこと。トラブルを未然に防ぐ「技術」を知ることです。さらにトラブルが起きてしまったときの「対応」「対策」についても触れています。ぜひ、トラブルを未然に防いで、快適な職場生活、仕事を実現してください。

介護現場のトラブルとは何か

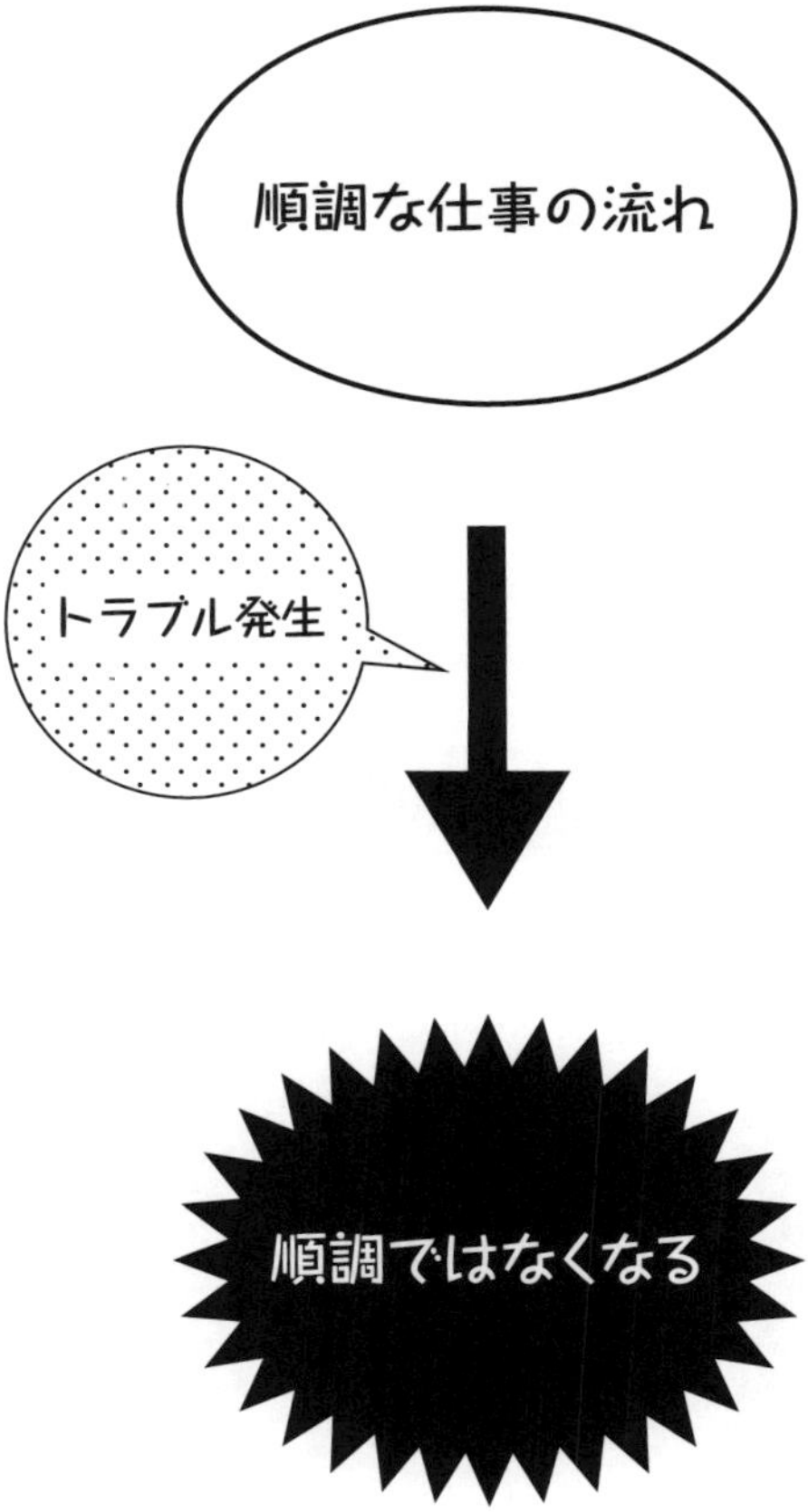

❷ 実際の現場で、一番困っていることは「介護拒否」ではありませんか？

施設でも、デイサービスでも、ホームヘルプでも、順調な仕事の流れがおかしくなる最大の原因は、利用者が非協力的になることです。これをトラブルと考えず、当然、あるいは仕方のないことと考えている人もいるかもしれません。

しかし、利用者が非協力的であること（強い言葉かもしれませんが。広い意味での「介護拒否」です）は仕事の流れを阻害《そがい》すると言う意味で、トラブルととらえなくてはなりません。

ある職員には協力的なのに、別の職員では介護拒否が起きるということは、よくあることです。これを「相性」で済ませてはいけません。もちろん人には相性があることは事実です。しかし、介護技術によって、相性問題は相当程度まで解決することができます。

それは、利用者と、いかに信頼し合い、いかに率直に話ができる「関係性」を築き上げるかという「技術」なのです。

この本では、第2章に、利用者との関係性の築き方について、解説しています。

単純に「介助」しているだけでは、信頼関係は得られないということをぜひ理解して、関係性を築く技術を身につけてください。

一番の困りごとは介護拒否！？

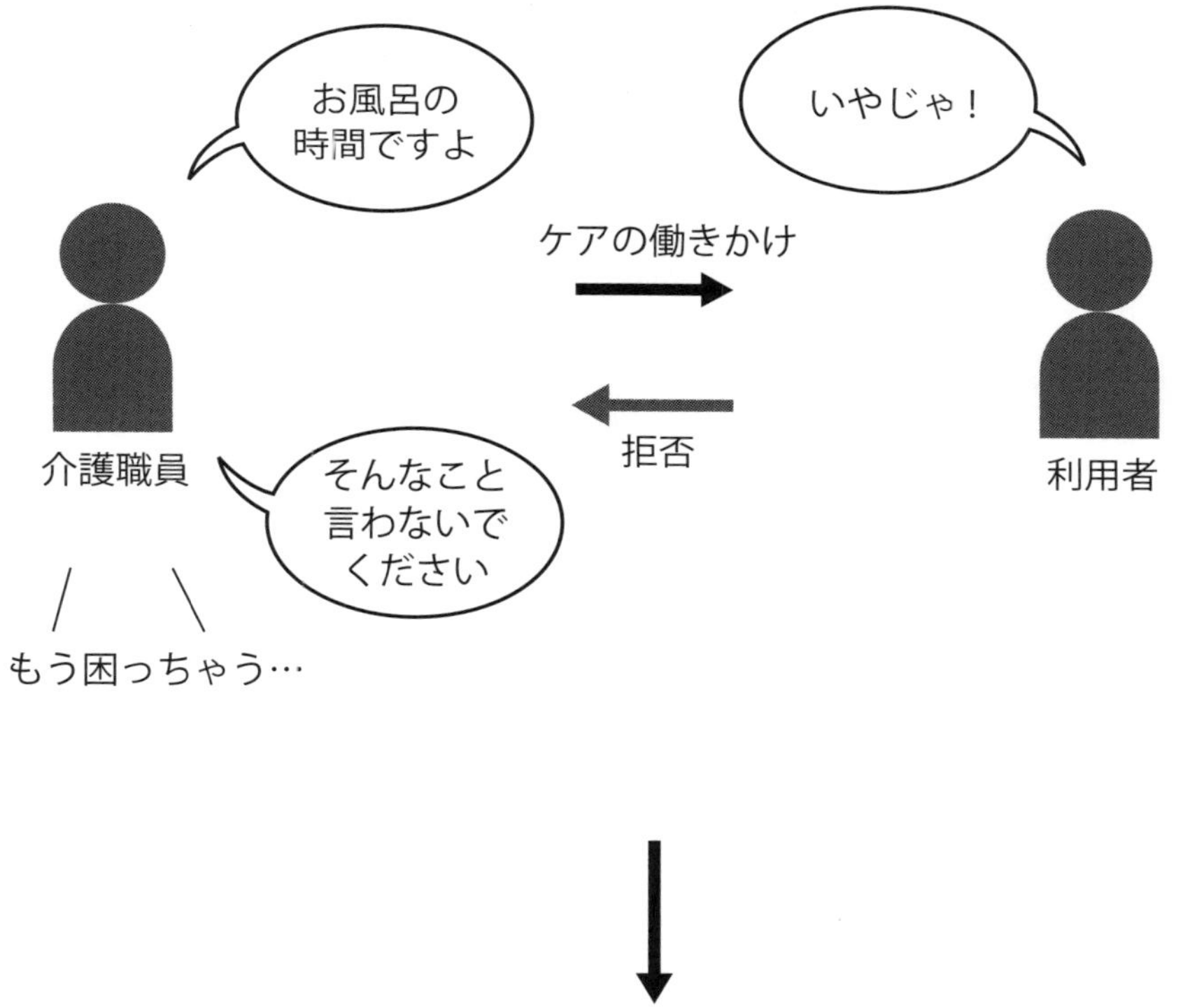

- 適切なケアができなくなってしまう
- スムーズな仕事の流れが滞ってしまう

3 2番目の〝困った〟は「認知症の周辺症状」では？

普段穏やかな利用者が不隠《ふおん》になったり、認知症の周辺症状（徘徊《はいかい》、放尿、ろう便、異食、大声を出すなど）が発生した場合、職員の疲労や精神状態は極度に悪化します。仕事のスケジュールも大幅に狂うでしょう。

これも認知症だから当然だと考えずに、介護トラブルとしてとらえて、改善のための策を考えましょう。

そのためには、認知症ケアの知識が必須です。ここで勘違いしてはならないのは、「認知症の知識」ではなく、「認知症ケアの知識」が必要だということです。アルツハイマー型認知症の発生のメカニズムなど知っておいて損はありませんが、現場で役に立つことは多くありません。突発性正常圧水頭症などのような手術で治る認知症は、専門医が判断すればよいことなので、積極的に専門医受診を進めればよいだけの話です。

多くは医学的に（現時点では）治らない認知症の利用者の介護をするわけですから、難しい認知症の勉強でつかれてしまわないで、介護職のための認知症ケアの勉強をしてください。本書では、第3章で、認知症ケア、特に周辺症状にどう対応するかを解説してます。

認知症の周辺症状に対処する〝ケアの知識〟が必要！

順調に仕事を進めていても……

↓

認知症の周辺症状出現！

↓

対応に追われる

↓

でも収まらない……

↓

介護職疲弊

↓

仕事の流れが狂ってきてしまう……

↓ そこで必要となるのが

認知症ケアの知識!!

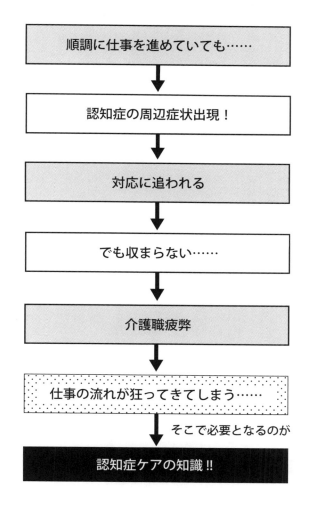

4 3番目の〝困った〟は「事故やヒヤリハット」！

利用者が転倒したり、誤嚥《ごえん》事故を起こしても、通常の業務に支障をきたします。ましてやその事故が原因で、利用者がけがをしたり、亡くなったりしたら、施設の責任問題や補償問題になって、業務は増えるばかりです。

だいいち、事故報告書やヒヤリハット報告書を書くだけで、面倒ではないですか（だからといって、書かないとか手を抜くというのは厳禁です）。

未然に事故やヒヤリハットを防ぐ方法はあります。それも介護技術の一つです。

転倒などの介護事故は、「まさか」よりも「やっぱり」が多いものです。つまり、現場はリスクにうすうす気づいていて、有効な対策を打てないでいるのです（ズバリ言いますが、一番無駄な対策は見守り強化です）。

第４章に事故対策について解説してあります。

正直言って、事故やヒヤリハットをゼロにすることはできないでしょう。でも、予防と対応と対策により、少なくすること、あるいは重大化を防ぐことは十分可能です。

事故、ヒヤリハットは現場はうすうす気づいている……

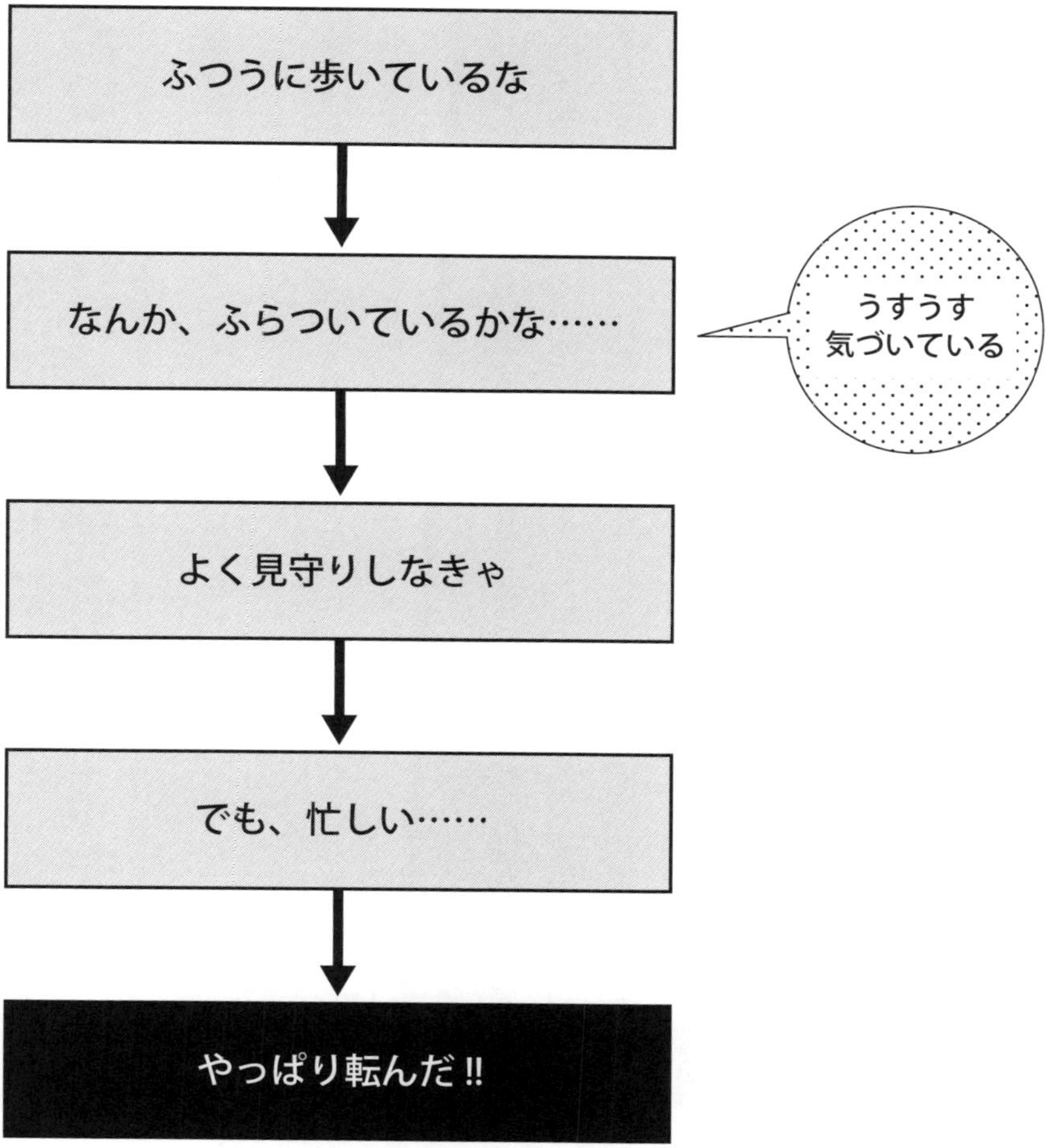

5 4番目の〝困った〟は「利用者の急変」や「おむつ漏れによる全更衣、シーツ交換」？

利用者の容体が急変すると、一気に仕事が増えます。もちろん要介護高齢者は持病をお持ちの方がほとんどですし、虚弱な方が多いので不健康ともいえます。

ですから具合が悪くなるのはしょうがないと思いがちです。特に在宅サービスでは、利用者の入院など防ぎようがないと思っている職員がほとんどでしょう。

しかし、利用者の健康管理は、医療と連携しつつ、ケアマネジャーを含めた介護スタッフの重要な仕事です。介護の力で利用者を健康にすることはできます（障がいを持っていても健康でいることは可能です）。そのための介護ができることを、第5章で解説しました。

また、未熟な技術によって、仕事を増やすということも良くあることです。おむつの当て方が悪くて、漏れてしまい、全更衣、果てはシーツ交換などが発生することも、介護トラブルです（施設の夜勤でこれが頻発《ひんぱつ》すると、目も当てられません）。

未熟な介護を無くすことについては、第6章に解説しました。

介護技術を向上させることは、皆さんを楽にすることでもあるのです。

未熟な介護技術が仕事を増やしてしまう!?

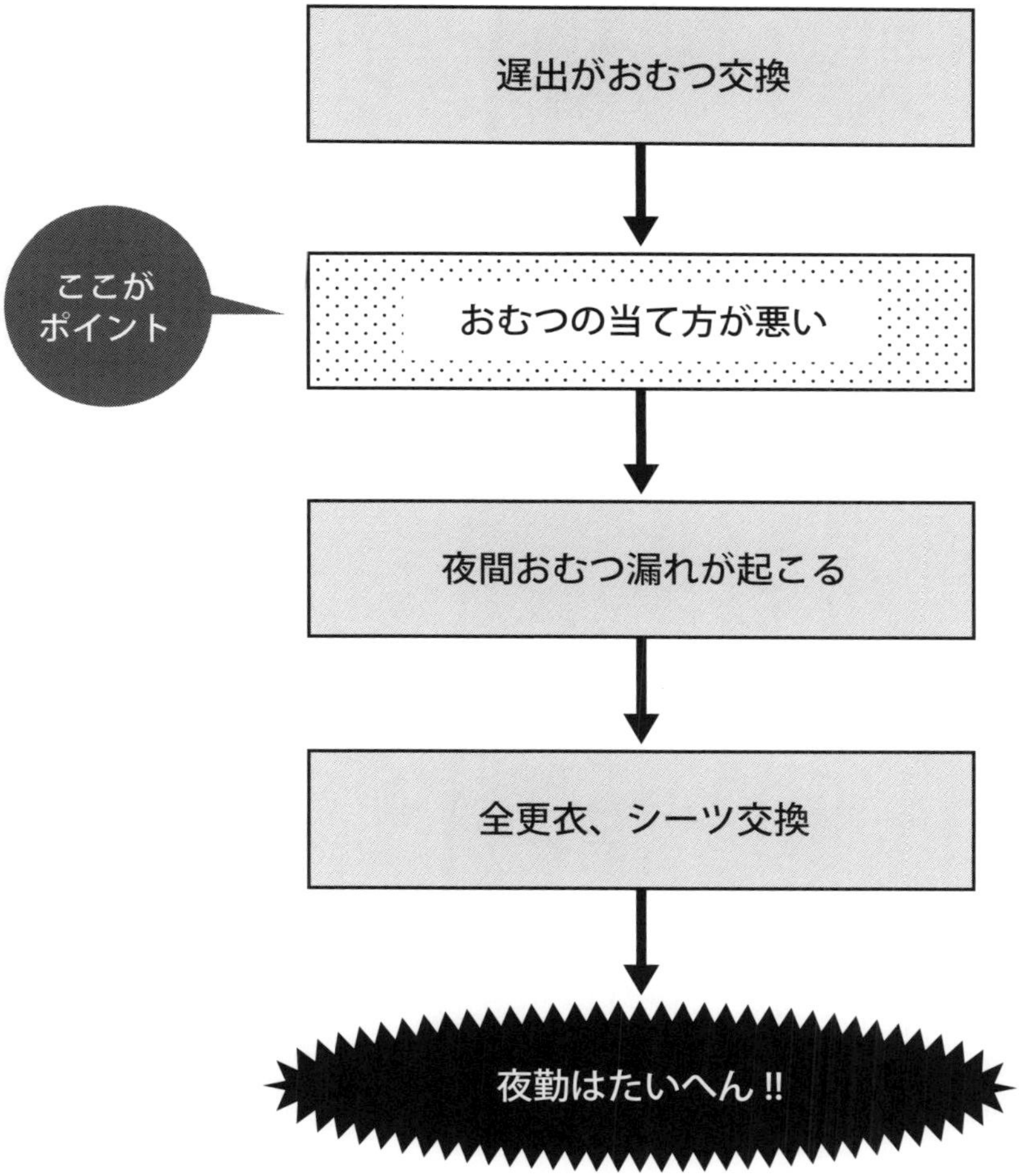

6 利用者や家族からのクレームには2通りある

クレームには、

1　正当なクレーム
2　理不尽なクレーム

があります。

正当なクレームの場合は、すべての非は事業所側のいたらなさに起因しています。いたらなさとは何でしょうか?

それは、説明不足（相手の理解不足も含めて）、勝手と思われる判断、未熟なサービス、介護などです。

きちんと前もって説明して、ご理解していただいて、利用者家族との関係性が築けていて、適切なケアをしていれば、いきなりクレームという形にはならず、家族からの提案という形になります。ですからそれを目指しましょう。

家族への説明の仕方は第7章で解説しました。

一方、残念ながら、理不尽なクレームというのも確かに存在します。言いがかりみたいなものです。この場合は、事業所として毅然《きぜん》とした態度をとり、職員を守らなくてはなりません。

クレームはなぜおこるのか

◎利用者やその家族との信頼関係が築けていない

◎説明不足

によって起こる
クレームとは……

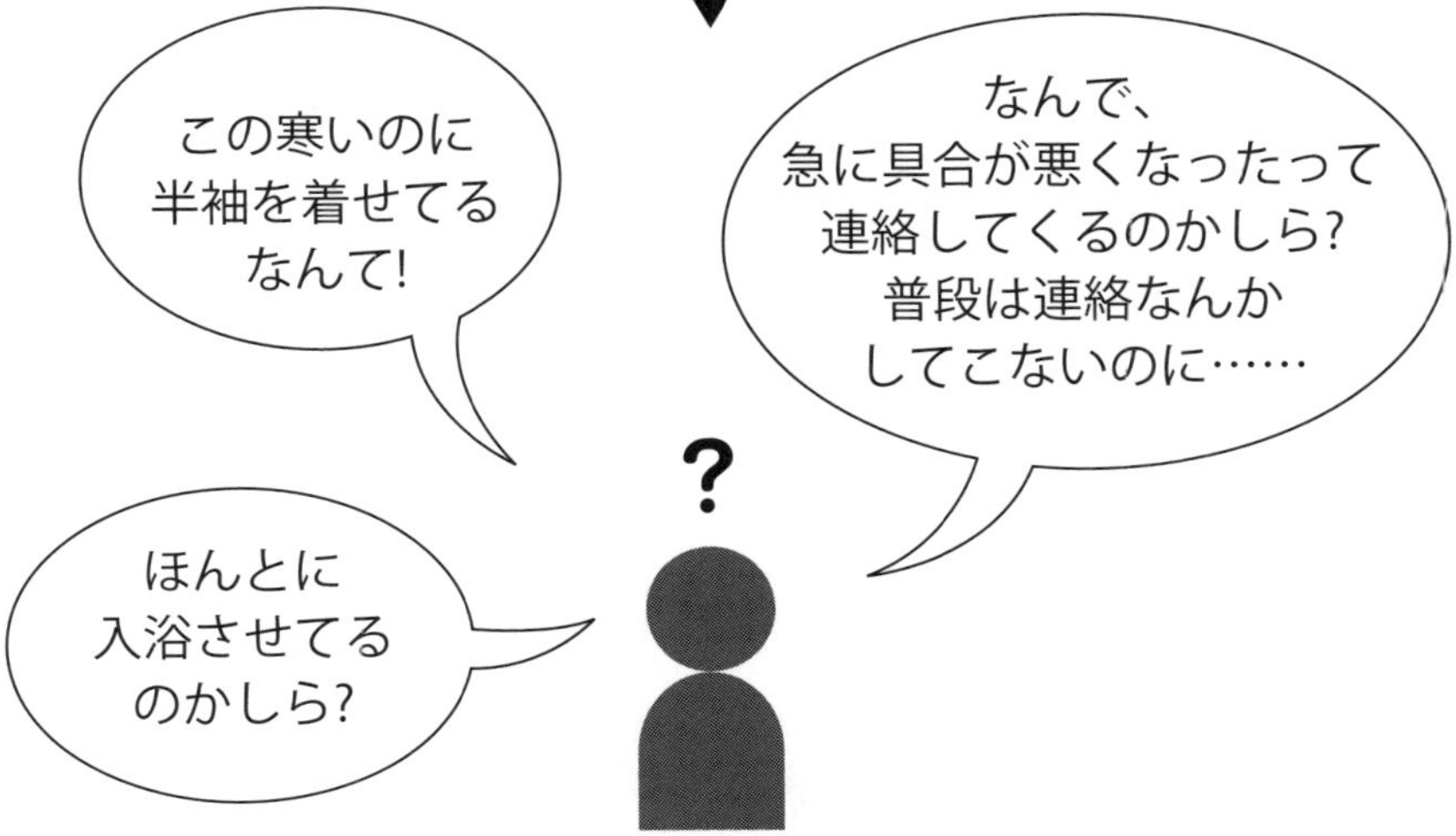

利用者の家族

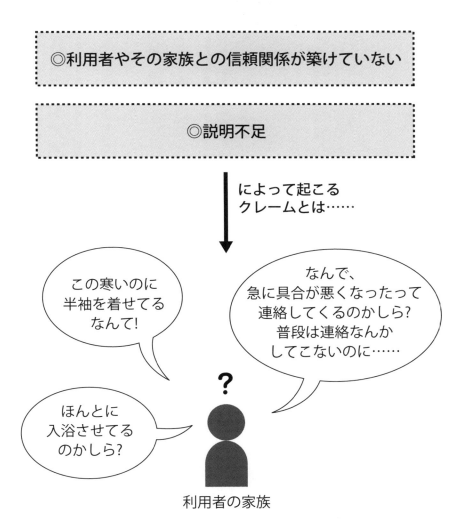

7 あってはならない最悪の事態の「虐待」「不適切なケア」の原因は2つある

利用者に職員が暴力をふるったり、暴言を吐いたりすることが、残念ながらまだあります。

虐待の原因は様々ですが、

1 個人の資質に起因するもの

2 組織の風土に起因するもの

の2つに分けられます。

残念ながら、粗暴な人が一定数いることは事実ですので、どうしてそういう人を雇っていたのかがそもそもの問題です。

組織の風土に起因するものは、「不適切なケア」（利用者の尊厳を重んじないケア）が当たり前に行なわれている事業所で発生します。

それは、介護の理念に欠けているか、わかっちゃいるけど、仕方ないという言い訳で、介護技術の未熟さを棚に上げている事業所で起こりがちです。

第8章で、不適切なケアとは何か、どうしたら適切なケアができるのかを解説しました。

不適切なケアが当たり前になった組織は危ない!!

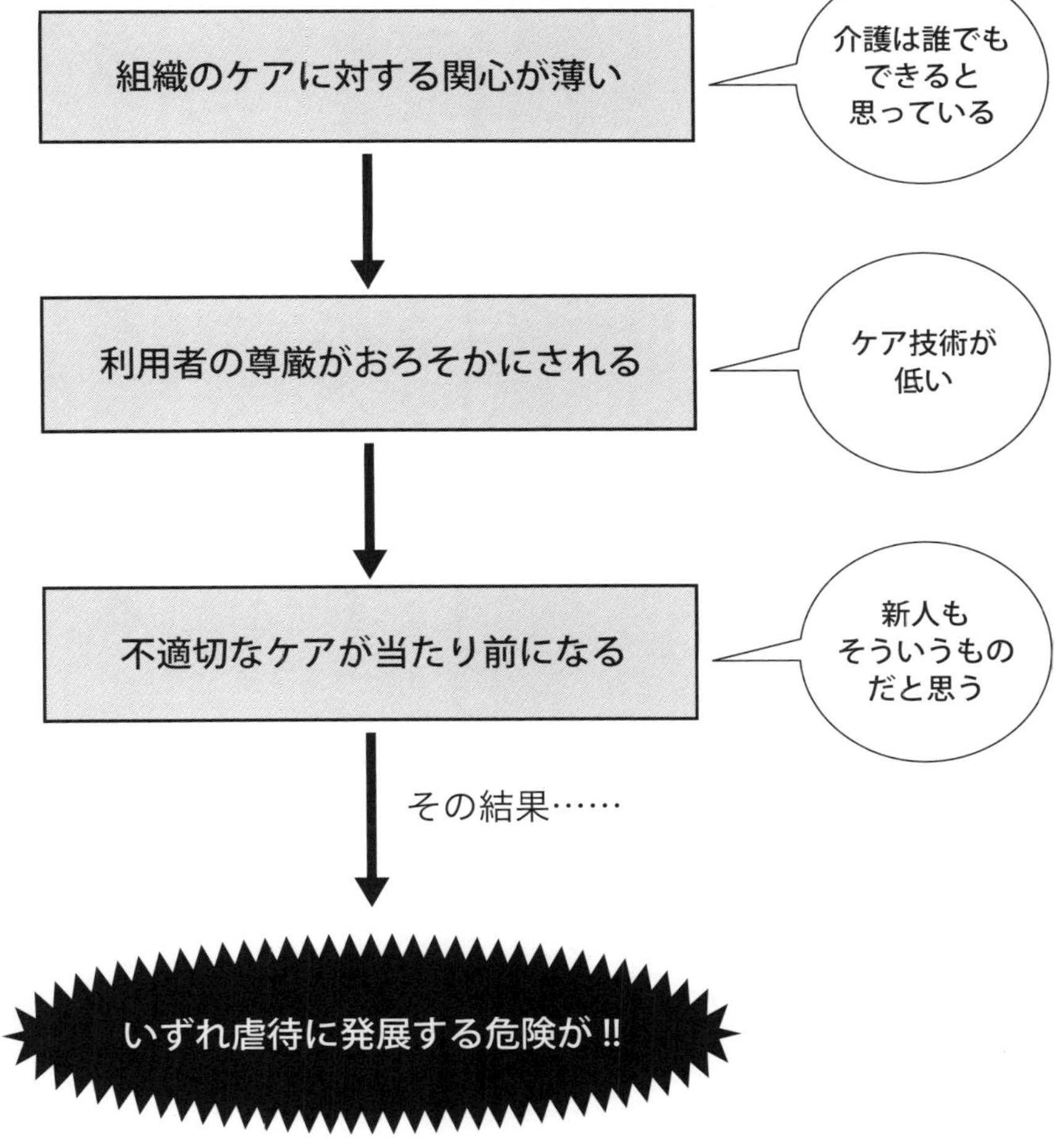

8 現場の〝介護力〟によってトラブルの内容も違ってくる！

正直言って、多くの職員が仕事上の困りごとを抱えています。つまりトラブルを抱えているということです。

それは、職員の技術的未熟さに起因することもありますし、組織のマネジメント上の未熟さに起因する場合もあります（うちの施設は絶対転倒させませんなどと、相談員が約束でもしようものなら、現場は苦しむだけです）。

それらは、すべて「困難事例」なのです。

「困難事例」とは絶対的なものではなく、相対的なものです。ある職員にかかると困難な事例が、別の職員では困難ではないということが良くあります。ある事業所では困りものだった利用者が、別の事業所では「普通」のお年寄りになる場合も多いです。

これは、〝現場の介護力の違い〟です。確かに相性の問題もありますが、前に述べたように、相性を超えた介護力が問われています。しかし、残念ながら、介護力は明日すぐに高くなるというものではありません。現実の介護力を冷静に見つめて、それをどうしていくかを考えることが重要です。それは、もっと働けとか、ガリガリ勉強しろということではありません。適切なだれでもできる簡単な基本の積み重ねなのです。

介護技術の基本を忠実に実行できる組織をつくろう!!

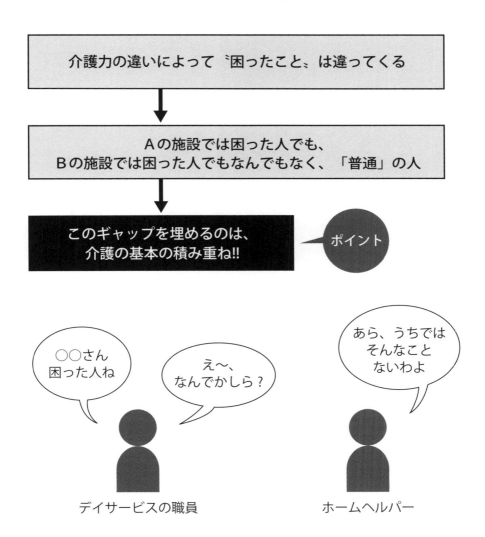

介護力の違いによって〝困ったこと〟は違ってくる

↓

Aの施設では困った人でも、
Bの施設では困った人でもなんでもなく、「普通」の人

↓

**このギャップを埋めるのは、
介護の基本の積み重ね!!**

ポイント

9 トラブルは、予防と対応と対策が必要

トラブルの多くは、未然に防げます。そのことを信じてください。それは、皆さんの介護力、介護技術が向上すれば、皆さんの仕事は必ず楽になるということを意味します。

そのためには、基本に忠実に、明るく楽しく仕事をしてください（皆さんの機嫌が悪かったり、表情がきつかったりすると、利用者が不隠《ふおん》になって仕事が増えます）。

それでも、いろいろなことが日々起こるでしょう。

そのとき大事なのは、その事例から、何を学ぶかということです。その場での対応は正しかったのか？

スムーズに対応できたか？

なぜこういうことになったのか？

単に介護事故のときだけでなく、なぜ介護拒否が起こるのか？　なぜ周辺症状が起こるのか？　を学んでいくことが大事です。

そして、そこから得られた、教訓、知識を次に生かしていけば（これが対策です）必ず、良い、ご機嫌な、楽な現場が実現できます。本書が、その手助けになれば幸いです。

トラブルを減らすには予防と対応が必要!!

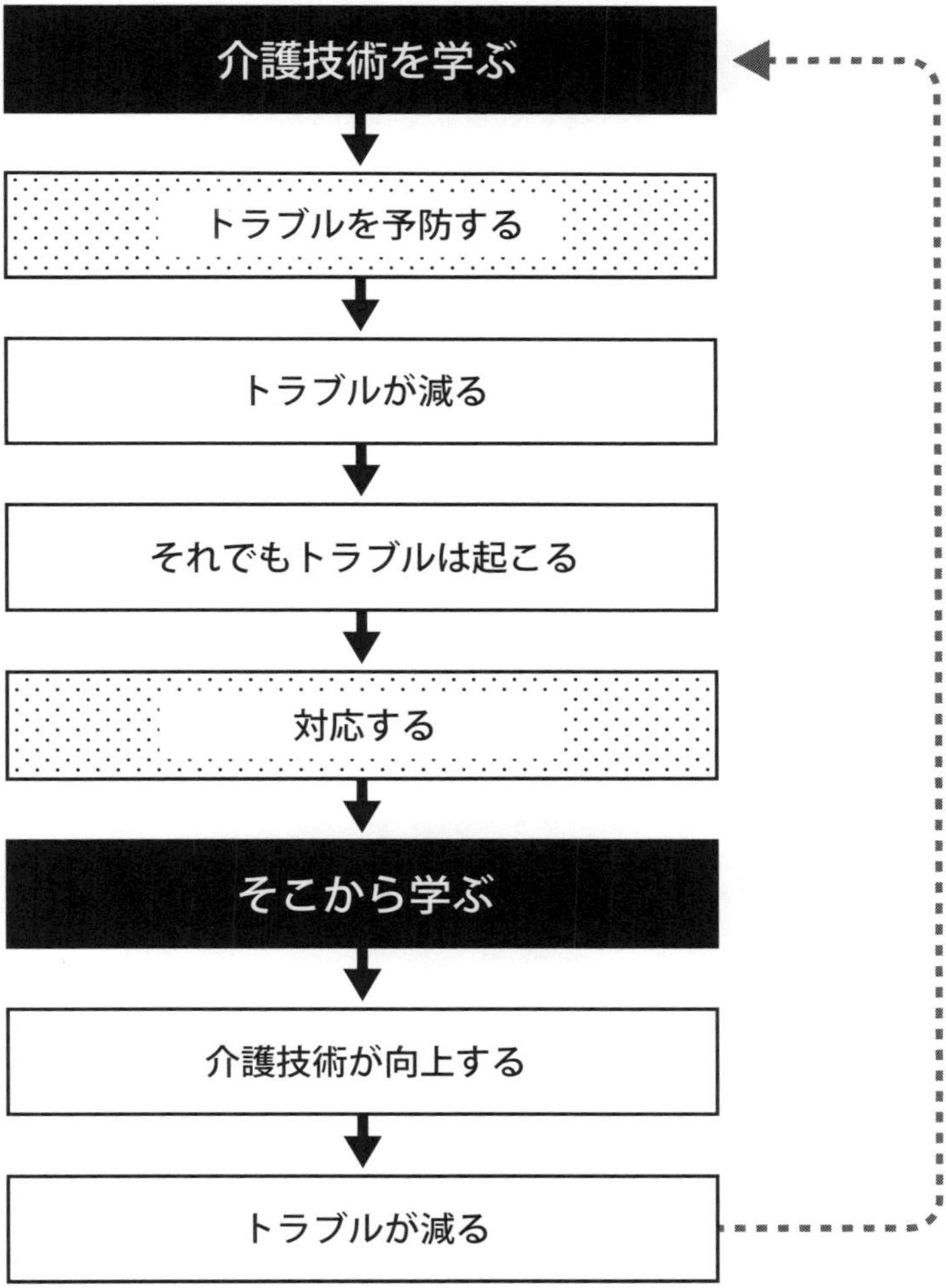

コラム1

あなた自身のトラブルを防ぐ

仕事上でのトラブルを防ぐことも大事ですが、働いているあなた自身がトラブルに見舞われては、楽しく仕事ができません。

あなた個人に起こりうるトラブルは、

①健康上のトラブル
②精神・心理面のトラブル
③家庭や親族を含めた、社会的なトラブル

があります。

あなたの人生のすべてのトラブルを防ぐことは不可能ですが、楽しく職業人生を送るためには、無理なく、苦労せずに、仕事を続けていく必要があります。

1から7のコラムでは、あなた自身のトラブルをできるだけ防ぎ、介護にかかわる仕事を楽しく、楽に、充実感を持って続けていくためのコツをご紹介していきます。

第2章
「介護拒否」はなぜ起こるのか

① 介護拒否はなぜ起こるの？

なぜ利用者は非協力的なのでしょうか？

・利用者自身のプライドが高い
・自分の好きにしたい
・介護者を信頼していない
・介護者が嫌い
・誰かにかまってほしい

他にも挙げればいくらでも理由はありそうですね。

施設に入居している多くの高齢者が戦争を体験し、戦後の日本を支えてきた方々です。今後、入居してくるであろう入居者は、高度経済成長の時にバリバリ働き、今の日本を作ってきた方々です。そういった方々が、自分より若い世代の介護職にお世話をされるというのはどんな気分なのでしょうか。そういった方々に、介護職はどう映《うつ》っているのでしょうか。そこに介護拒否につながる何かがあると思います。

悠々自適に過ごしてきて、身体が不自由になったり、認知症を発症したせいで、いきなり集団の中に放り込まれ、「ここがあなたのお家ですよ」と言われて、「はい、そうですか」と素直に受け入れられる人が世の中にどれくらいいるのでしょうか。

人見知りで、人となじむのにすごく時間のかかる人だったら？

遠慮しがちな人で、言いたいことを上手く伝えられない人だったら？

そういう人と、人としてお付き合いしていく上で大事なことってなんでしょうか？

多くの介護職員は、そこを忘れがちです。

人としてお付き合いしていくために大切となる、相手を信頼することなく、介護が必要だからケアをする。当然、拒否される。

介護職員からしたら、言うことを聞いてくれない「ややこしい利用者」として認識してしまう。

また、施設に入居している高齢者のほとんどが、今でいう〝察してちゃん〟〝かまってちゃん〟です。

施設そのものは、地域に開けた施設にしましょうなどと言ってはいますが、実際は社会から切り離された箱です（中にはちゃんと地域との交流を図っているところもありますが、ごく一部です。多くの施設は人手不足もあり、地域に開けた施設にすることができていません）。

食堂のテレビはついていても、耳が遠いとアナウンサーが何をしゃべっているかはわかったもんじゃありません。

そんな中、唯一社会とのつながりを実感できるのが、施設職員との関わりです。

利用者としては、当然察してほしいですし、かまってほしくもなります。

自分の想い通りにならないことも多いため、介護職員に八つ当たりだってしてしたくもなります。

結果、介護職員にとって「ややこしい利用者」として認識してしまう。

介護拒否とは、高齢者も介護者もお互いに非協力的な状態によって起こるものです。

❷ 利用者が「言うことを聞いてくれない」

現場に立つといろんな職員から、このセリフを聞きます。

そういう自分も「なんで言うことを聞いてくれないの？」と思うこともしばしばあります。

ネットのコピペ（コピーされネット上で使いまわされる文章）にこういうものがありました。

●話がかみ合わない男女の会話例

女「車のエンジンがかからないの…」

男「あらら？　バッテリーかな？　ライトは点く？」

女「昨日まではちゃんと動いてたのに。なんでいきなり動かなくなっちゃうんだろう。」

男「トラブルって怖いよね。で、バッテリーかどうか知りたいんだけどライトは点く？」

女「今日は○○まで行かなきゃならないから車使えないと困るのに」

男「それは困ったね。どう？　ライトは点く？」

女「前に乗ってた車はこんな事無かったのに。こんなのに買い替えなきゃよかった。」

男「…ライトは点く？　点かない？」

女「○時に約束だからまだ時間あるけどこのままじゃ困る」

男「そうだね。で、ライトはどうかな？　点くかな？」

女「え？　ごめんよく聞こえなかった」
男「あ、えーと、ライトは点くかな？」
女「何で？」
男「あ、えーと、エンジン掛からないんだよね？　バッテリーがあがってるかも知れないから」
女「何の？」
男「え？」
女「ん？」
男「車のバッテリーがあがってるかどうか知りたいから、ライト点けてみてくれないかな？」
女「別にいいけど。でもバッテリーあがってたらライト点かないよね？」
男「いや、だから。それを知りたいからライト点けてみて欲しいんだけど」
女「もしかしてちょっと怒ってる？」
男「いや別に怒ってはないけど？」
女「怒ってるじゃん。何で怒ってるの？」
男「だから怒ってないです」
女「何か悪いこと言いました？　言ってくれれば謝りますけど？」
男「大丈夫だから。怒ってないから。大丈夫、大丈夫だから」
女「何が大丈夫なの？」
男「バッテリーの話だったよね？」
女「車でしょ？」

男「ああそう車の話だった」

(http://news.livedoor.com/article/detail/6173913/ 参照)

男女の違いを皮肉ったコピペです。この会話で言うと、女は〝察してちゃん〟です。会話の端々に、〇〇へ行くや〇時に行かなければと言っており、本心は「バッテリーとかどうでもいいから、あなたの車を出してよ」ということです。ですが、察することのできない男は問題（エンジンがかからないこと）を解決するためのアドバイスをしています。

女からしたら「男が言うことを聞いてくれない」、男からしたら「女が言うことを聞いてくれない」になっています。

利用者と介護者の間にはこの会話のようなズレがあると、このコピペを読んで思いました。

介護者からしたら、「利用者が言うことを聞いてくれない」ということでしょうが、逆に利用者からしたら、「介護者が言うことを聞いてくれない」になります。

介護してあげてるんだから言うことを聞いてよなんて、センスのかけらもありません。

利用者に、金払ってるんだから言うこと聞いてよと言われているようなものです。

3 介護は利用者と介護者の共同作業

利用者にとって介護者はメイドや召使ではなく、あくまで**できないところをサポートする立場**です。

利用者の自己実現へ向けたサポートを介護者が行なう。

介護そのものは、利用者と介護者がそれぞれの役割を果たすことによって成り立つものです。

できることまで取り上げて、すべて介護者がすれば、介護者の仕事量は増える一方。

それでは介護者が疲弊《ひへい》するだけで、重大な事故につながりかねません。

できること、できないことをしっかり見極め、お互いにウィン-ウィンになるようにしなければなりません。

利用者が楽になれば介護者の負担が増し、介護者が楽になれば利用者の負担が増す。こんな関係になってはいけません。

利用者の希望だからと何でもかんでも、「やります！」「できます！」と言って業務に取り入れると、本当にしなければならないことができなくなります。

だからと言って、利用者の希望はすべてかなえられないので、「やりません！」「できません！」では、利用者にとって生きているという実感は何も得られません。

何かを成し得るためには、協力関係は必要不可欠です。

利用者と介護者にとってのその何かとは、利用者の自己実現です。利用者の希望をかなえるために、利用者自身も介護者への協力が必要ですし、介護者も利用者への協力が必要です。

絶妙なバランスを取るために、利用者との関係性が大事になります。

関係性というのは、一人では築けません（当たり前ですね）。実は、関係性を持つ、他人と関わるということは、そのことによって、他人も自分も何かの変化が生まれるということです。

古い医療モデルでは、医者は患者を「対象（モノ）」として扱い、こういう薬を出せば、こう変化する（良くなる）だろうとか、こういう手術をすれば、こう変化する（良くなる）だろうとしか考えませんでした。そこに医者の変化はなくて、ただ患者の健康状態の変化があるだけです（今はずいぶん違ってきました）。

しかし、介護は関係性ですから、関係を持つことによって、利用者も、介護職であるあなたも何か、どこかしら変化することになります。これは、大げさに言えば、生活の変化であり、生命の変化であり、もっと大げさに言えば、生命の躍動《やくどう》です。新しい世界が開けるのです。それが介護の素晴らしさでもあり、難しさでもあります。つまり「介護の本質」ということです。

関係性に着目して、あなたと利用者が変わっていく（できればより良いほうに）ことを目指すのが介護なのです。

4 利用者と良い関係を築くことが「介護拒否」の最大の予防策

あなたは、いま重大な悩みを抱えているとします。

そこへ見ず知らずの人から突然、

「悩みを解決してあげるから、話してごらん」

と言われたとして、あなたはその重大な悩みを話せますか?

施設に入居する利用者にとって、介護職員は見ず知らずの人です。

簡単には心を開いてくれるはずもありません。

ですから、まずは利用者をよく知ることが大事なのです。

また、自分自身を知ってもらうことも重要です。

利用者をよく知り、自分自身を知ってもらうことで、利用者自身が介護者にどの程度のお願いができるのかを判断し話をしてくれます。

利用者は立派な大人です。 認知症があっても、人を見る目は損なわれていません。

利用者と信頼関係が構築され、良い関係を築くことができると、利用者自ら協力してくれることでしょう。

そうすると、介護拒否が減り、介護者の負担も軽減されます。

5 利用者との「関係性」の築き方1・「挨拶をすることから始めよう!」

出勤時と退勤時には、利用者の居室へ行き挨拶をする。

自分という存在を利用者に認識してもらわなければ、何も始まりません。

ですから、私は出勤時には各居室へ出向き、「おはようございます。今日もよろしくね」と挨拶をするようにしています。

そこで、一言でも二言でも利用者の興味のありそうなことを世間話として話をします。

時には、ベッドに2人で腰かけ、冗談を言ったりします。

入居前の情報や、他の職員から聞く情報と違った利用者の情報を知ることができれば大成功。

利用者に合わせて話題を変える必要があるため、日々のニュースのチェックは欠かせません。

野球・相撲・将棋・季節の花・住んでいる土地のイベント等を押さえておくと、比較的スムーズに会話ができます。

それでも会話が難しいという方は、利用者の得意とすることに対して「教えてください」とお願いしてみましょう。

前述した通り、施設に入居する高齢者は、「察してちゃん」「かまってちゃん」です。

喜んで教えてくれます。

6 利用者との「関係性」の築き方2・「少しでも、話をしよう！」

出勤時と退勤時に利用者の所に挨拶に行って、話をしていくうちに、利用者にとって、自分はなんでも「話」を聞いてくれると思ってもらえるようになります。

利用者が何を望み、何を期待しているかも、毎回話をしていれば見えてきます。

あなたにしか話さない相談事をされるようになれば大成功。

しかし、希望や期待することを聞いたからと言って、「やります」「約束します」は絶対言ってはいけません。

あくまで「話を聞くだけ」です。利用者に過度な期待を持たせてはいけません。

安易に返事をしてしまうと、仕事が増えますよ（笑）。

話を聞く時間は、利用者により違います。1分から10分です。1時間も話を聞いているヒマはありません。ただし、出勤のたびに必ずするようにします。

デイサービスでも、ホームヘルプでも、必ず利用者と個別の会話をしてください。関係性ができていないのに訪問して、いきなり作業に入るなどもってのほかです。

7 利用者との「関係性」の築き方3・「話をする時間を作るコツ」

利用者と話をする時間なんてない！ と思った人も多いのではないですか？ 普通に仕事をしていて、業務に追われていたら、確かにそんな余裕はありません。

そこで、こんな工夫をしてみましょう。

・利用者に直接かかわらない生活介助（洗い物やフロアの掃除）をさっさと終わらせる。

・洗濯物の返却時やシーツ交換時には、利用者と話しながら一緒にたたんだり、交換したりする。

・入浴時に利用者と話をする。

・自分の業務スピードを把握し、予定時間（食事や終業時刻）から逆算して作業する。そこに少しの余裕をもたせておく（だいたい5分～10分）。

・排泄介助時にも話すことは可能（利用者の身体チェックもできるため、不調を訴える利用者とは割と話ができる）。

・一人で全部しようとしない。他の職員に任せられることは任せてしまう。

・心に余裕を持つ（笑）。

8 利用者との「関係性」の築き方4・「利用者の希望をかなえる、できない場合は代わりの案を出そう」

話をたくさん聞いて、利用者の希望も見えてきました。

そこで次の段階です。

自分の所属するチームでは、その希望はそのまま実現することが可能なのか？　ということです。

可能であれば即実行。

もし不可能であれば、利用者への説明が必要です。

「こうこういう理由で、今はできません。ごめんなさい」と必ず謝罪をしてください。

介護者の知識やスキルがあれば、利用者からの希望はほとんどかなえることができます。ですので、謝罪は必要です。

しかし、ここで終わらせると、また一から関係を築かなければいけなくなります。

そこで大切なのが、代わりとなる案を提案することです。

可能な限り、利用者の希望に沿い、チームの介護力でカバーでき、なおかつ業務として組み込んでも負担にならない案を考えます。

それをするには、介護者自身が知識を得ることが必要です。介護者にとってはスキルアップのチャンスです。利用者にとっては希望がかなうチャンスです。

介護者がスキルアップすることは、利用者にとって得しかありません。

また、スキルアップすることにより、より良いサポート方法が見つかることもあります。

ですから、介護者はスキルアップのために研鑽《けんさん》が必要です。

研鑽《けんさん》といっても、必死になって勉強するというイメージではありません。先輩の話を聞いたり、ちょっとわからないことがあったらネットで調べてみるということです。

ガリガリ勉強することが得意な人は、そうすればいいですし、仲がいい先輩や同僚がいるなら、いろいろ話してみましょう。本を読むのが好きな人はぜひ介護の本を読んでください。

勉強が苦手な人は、なるべく人に聞いて済ませてしまいましょう。

マンガだって、勉強になります。例えば、『ONE PIECE』から、夢やビジョンを持つことの大事さと、そのための仲間づくりを学んだという人は大勢います。ネットゲームが好きな人は、そこから多くの人生について学んだといいます。

できれば、負担にならない程度に、難しくない介護の本やネットの情報に触れてください。

あなたがスキルアップすれば、あなたも利用者も幸せになれます。

9 利用者との「関係性」の築き方5・「利用者に『ありがとう』と言おう」

研鑽《けんさん》を積み、スキルアップをしたら適切な量の援助方法が見えてきます。

利用者ができることはすべて利用者に任せて大丈夫です。

時間がかかっても、利用者があきらめるまで根気よく付き合ってください。

そしてできることでも、してもらったら「ありがとう」を必ず言ってください。

「ありがとう」を言われて、嫌な気持ちになる人はいません。

まして、社会から隔離《かくり》されたような場所で過ごす利用者にとって、自分には役割があり、それを果たせたことは何よりの喜びです。

一緒に喜んで、必ずありがとう、助かりましたと伝えてください。

利用者にとって、生活していくための意欲向上にもつながります。

少なくない利用者が、生きていく、生活していく意欲を徐々に失います。そうならないために、自分は役に立っているんだという、自己承認できるような環境を作らなくてはいけません。

10 利用者との「関係性」の築き方6・「私の話も聞いて、と頼んでみよう」

利用者と介護者は対等な関係です。

介護をしてあげているのだから、お金を払っているのだからというのは、そこで相殺《そうさい》です。今まで利用者の希望をかなえるために、一生懸命してきました。それは利用者自身がちゃんと見ていますし、理解もしています。

なので、ここまできたらサラッと言います。

「あなたの言うことも聞くのだから、私の話も聞いてもらえますか?」と。

その場合、決して高圧的にならず、サラッと言うのがミソです。

ここで、拒否が見られた場合は、「何でよ!」と怒らずに、悲しんでください。

「そうですかぁ」と引いてください。

あきらめるわけではなく、一旦引くのです。

そして、また利用者のために研鑽《けんさん》していきます。

利用者は見ていないようでいて、実はしっかりと介護者を見ています。

なので、介護者が先にあきらめると利用者は想いのやり場を失ってしまいます。

サポートする立場は最後まであきらめてはいけません。

11 利用者との「関係性」の築き方7・「特別感を演出しよう」

利用者と介護者の間にだけ発生する「特別」があります。

友達に「あなただけ特別ね」なんて言われれば、何かほっこりしませんか?

そういうほっこりを利用者にも与えます。

信頼関係が構築されると、時折甘えで普段やっていることすらも「やってくれ」と頼まれるようになります。

それは、あなただからお願いしているのです。

なので、そういうときは笑いながら「しょうがないなぁ。じゃ、今回だけは特別ね」とサポートしてください。

それが恒常化すると、特別感が失われるので、たまにしておいてください。

「いつもできてるからやってね」と言ってかわすのもありですが、「ほら、このあいだは特別だって言ったじゃない」と言えば、渋々でも利用者自身でやってくれます。

もちろん、やってもらえれば「ありがとう」を忘れてはいけません。

それでも「しない! やってくれ」と頼まれたら、「手伝うので一緒にやりましょう」と声かけします。

または「とりあえずやってみてください。本当にできないときはお手伝いします」と伝えます。

それでできなければ、手伝えばいいですし、できたら利用者以上に喜んでください。

「すごいじゃないですか！　すごく助かった～！　ありがとう」

だいたいの利用者はそれで「やらされた」というより、「介護者のためにしてやった」という気分になります。

それでいいんです。

こういった駆け引きは必要です。

自分のしたことが誰かに喜ばれることは、嬉しいものです。

でなければ、介護職なんてやってられません。

12 利用者との「関係性」の築き方8・「利用者のピンチは最大のチャンス」

利用者との関係性の築き方に、必殺技があります。

それは、利用者がどうにもこうにもならなくなっている状況に出くわしたときです。

これは信頼を勝ち取る大チャンスです。

そういう状況を切り抜けられたら、有無を言わさず利用者は全面的に信頼を置いてくれます。

神様、仏様、介護者様！　となるわけです。

ですが、この必殺技にも難点があります。

それは、未熟な介護者には不可能ということです。

いつ、どういう状況で利用者が、にっちもさっちもいかない状態になるかわかりません。

ですから、やはり自己研鑽《けんさん》だけは欠かさずにしなければなりません。

いついかなる状況でも対応できてこそ、プロの介護者です。

⑬ あなただけが関係性が良いだけでは済まない

さて、ここまで述べてきたことを実行して、しっかりと利用者と信頼関係を築くことができたとしましょう。

信頼関係が築ければ、仕事も楽しく、負担も軽減されるようになることでしょう……。

ですが、それはチームの全員が同じように個々に利用者と信頼関係が築けている場合だけです。

過去に私が体験した話です。

利用者からのナースコールがありました。

私は作業中です。

手の空いた他の職員に、「ほら呼んでるよ」と言われたことがあります。

それを言った職員は、ナースコールを押した利用者とはうまく関係が築けていないようでした。

呼ばれて行けば「あんたじゃない。他の人を呼んで」と言われてしまいます。そんなこともあり、利用者に対して苦手意識もあるようです。

介護という仕事は、人と人とのつながりですので、相性の問題も発生します。しかし、最低限の信頼関係は築けます。

前述しましたが、利用者は立派な大人です。

苦手だからと言って関わりを最小限にすることは、利用者に対し非協力的になるのと同じです。介護は利用者と介護者の協力関係が大事です。

チームでただ一人だけ利用者と良い関係が築けていても意味はありません。

むしろ、仕事量のバランスが偏《かたよ》り、結果的にチーム全体の仕事量が増えることになります。

そうならないためにも、日ごろから、利用者との関係性をチームとして築くことが、大事です。

もしあなたが、利用者から信頼を得ているとしたら、チームのほかのメンバーも決して悪い人ではないこと、未熟ながらも、頑張っていることなどを利用者に伝えて、ほかのメンバーとの関係性を取り持ってください。

ただし、それをするためには、あなた自身が、チームメンバーを信頼し、尊敬できなければ、無理です。

現実問題として、尊敬しにくいチームメンバーがいることは事実なので、必要なのは〝教育〟ということになります。

ぜひこの本をメンバーに読んでいただいて、関係性の重要性を理解してもらってください。

14 実際に介護拒否が起こったらどうするか

ここまで利用者との関係を築くためにはと話をしてきました。

しかし、どれだけ良い関係を築けていても介護拒否は起こります。

では、実際に介護拒否が起こったらどう対応するのがいいのでしょうか。

答えは単純です。

介護拒否の理由を聞くのです。

どうして嫌なのかをちゃんと聞きましょう。

人手不足で、時間と業務に追われがちな介護職です。突然起こった介護拒否に対し、焦る気持ちもわかります。しかし、自分も人間、相手も人間です。自分の気持ちを無視されていては、素直に話も聞けません。

ですから、しっかりと理由を聞いてください。

理由を知ることができれば、次のようにそれに対する対応もしやすくなりますし、ケアの見直しもできます。

- **「今はしたくない！」　→じゃあ、あとでしましょう**
- **「お前に触られたくない」　→いったん素直に引き下がる**

・**「うるさい」　→具合悪いんですか？**

・**「お前が嫌いだ」　→わぁー、ごめんなさい**

介護拒否が起こると、説得しようと必死になる介護職がいます。ますます関係性が悪くなります。

・**「風呂には入りたくない！」　→じゃあ、今日は入らなくてもいいけど、法律で週2回は入らなくちゃいけないって決まってるんで、明日は入ってね**

・**「お茶なんか飲みたくない！」　→ごめんね、でも飲んでくれないと私が怒られるの**

・**「年寄り扱いするな！」　→じゃあ、自分でやってみましょう。手伝いますから**

この場合、サラッと言いましょう。こういう受け答えが介護技術です。

介護拒否の理由は様々ですが、多くはそれを受け入れると自尊心が傷つくからか、気分が乗らないからか、めんどうくさい、しんどい、そして、あなたの言うことを聞きたくないからです。

それにどう対応するかは、皆で話し合いましょう。

15 介護拒否への対応はケアプランの見直しをする

介護拒否に対する対応は、ケアプランの見直しです。拒否の理由を聞いて（それが本音でない場合もあります）、それに対応するためにはどうしたらいいか、というカンファレンスを開きます。

その結果、必ずケアプランが変わるはずです。

- **どうしても、異性介護が受け入れられない利用者についてどうするか？**
- **特定の職員と相性が悪い利用者をどうするのか？**
- **食事介助を嫌がる利用者の本当の原因は何か？**
- **入浴を嫌がる利用者はなんで入浴を嫌がるのか？**
- **移乗介助のときに非協力的な利用者はなぜ非協力的なのか？**

これらは、すべてケアプランの課題です。

その課題をみんなで話し合い、知恵を出し合い、仮説を立てて、実験してみて、うまくいかなかったら、また仮説を立てて、という繰り返しが、皆さんのスキルアップそのものです。

そこには多職種の知恵が必要です。ですから、介護の現場だけで悩まずに、ケアマネジャーや看護師や機能訓練指導員も巻き込んでください。

16 なぜ、どういうケアをしていくかというビジョンが必要なのか

あなた自身、どういう気持ちでケアをしているのでしょうか?

- **お年寄りと関わることが好きだから**
- **利用者は不自由だから、手伝ってあげている**
- **他に仕事がないから、仕方なく介護職をしている**
- **ただ何となく**

どういう気持ちでケアをしているのかは、人それぞれです。

しかし、お金をもらってケアをしているということを忘れてはいけません。つまりプロフェッショナルだと言うことです。プロフェッショナルとは、「その分野で生計を立てている」ということです。ある分野について、専門的知識・技術を有している人ということです。

自分がプロとして、利用者とどう向き合い、どういう暮らしを提供したいのかはしっかり持っていなければなりません。またチームとしても、利用者とどう向き合い、どういう暮らしを提供したいのかを職員間で共有しなければなりません。

そこがしっかりと確立されていないと、利用者への説明が曖昧《あいまい》になり、信頼を得ることが難しくなります。

コラム❷

健康面のトラブルを防ぐ【疲れを溜めない】

人によって、頑健である、虚弱である、持病がある、ないなど、健康状態は様々です。

健康であるほうが、不健康よりも良いに決まっていますが、生まれつき身体の弱い人がいるのも事実です。

たとえ、身体が弱くても、病気を持っていても、障がいを持っていたとしても、「健康的な生活、人生」を送ることは可能です。

できれば、自分の身体を大事にし、健康で長生きしたいものです。

そのためには、まず、疲れをとる、ということが重要です。

身体的健康も、精神的健康も、「疲労」が一番の大敵です。疲れすぎてはいけません。疲労には、「心地よい疲れ（夢中になって楽しく運動したあとなどの疲れ）」と、「心地よくない疲れ（ハードすぎる仕事や、精神的疲労など）」があります。

どちらの疲れにしても、溜めてしまうとストレスになります。様々な局面で、疲れを感じることは、仕方のないことなので、疲れをとる活動をしましょう。疲れをとる活動には、次の４つがあります。

①入浴

②リラックスする時間

③軽い運動

④睡眠

入浴は、湯船にちゃんとつかってください。リラックスする時間は、意識的にとってください。ウォーキングでも、ストレッチでも軽い運動をしましょう。

そうすると、睡眠の質が良くなります。夜勤をしている方は、睡眠の管理に神経を使ってください。ストレス発散で、ゲームやカラオケなどもたまにはいいですが、睡眠時間を削ってまでやるのは、よくないことです。ほどほどにしてくださいね。

第3章 介護現場の認知症ケアの基本とポイント

1 認知症ケアの必要性

認知症の方には「認知症ケア」が必要です。

そんな当たり前のことが、実際は理解されていません。その理由は、認知症の高齢者に対する理解が、単に「短期記憶がない」「理解力がない」といった、「能力が欠如《けつじょ》している」のだからその点を「介助」すればよいという誤解に基づいているからです。

もちろん短期記憶の衰えた人の介助には、コツが要りますが、それ以上に、「認知症になったということの不安や恐怖」を察しなければなりません。

認知症の初期の利用者は、自分自身が失われていくことに、怯《おび》え、不安を感じています。そのことを、隠そうとしたり、否認したりします。中期になると、外界の認識が失われてくるので、ものすごい不安感の中で生きていくことになります。また自分自身のこともうまく理解できなくなり、自分を表現できなくなります。

「認知症だから、何もわからないわよ」ということではないのです。言葉をかけられたり、触られたりするのは、外からの刺激です。その刺激にうまく対応できない、対処できないというのだ、「認知症の特徴です。刺激は刺激として受けてしまうのです。そのことを長く理解してください。

認知症の特徴

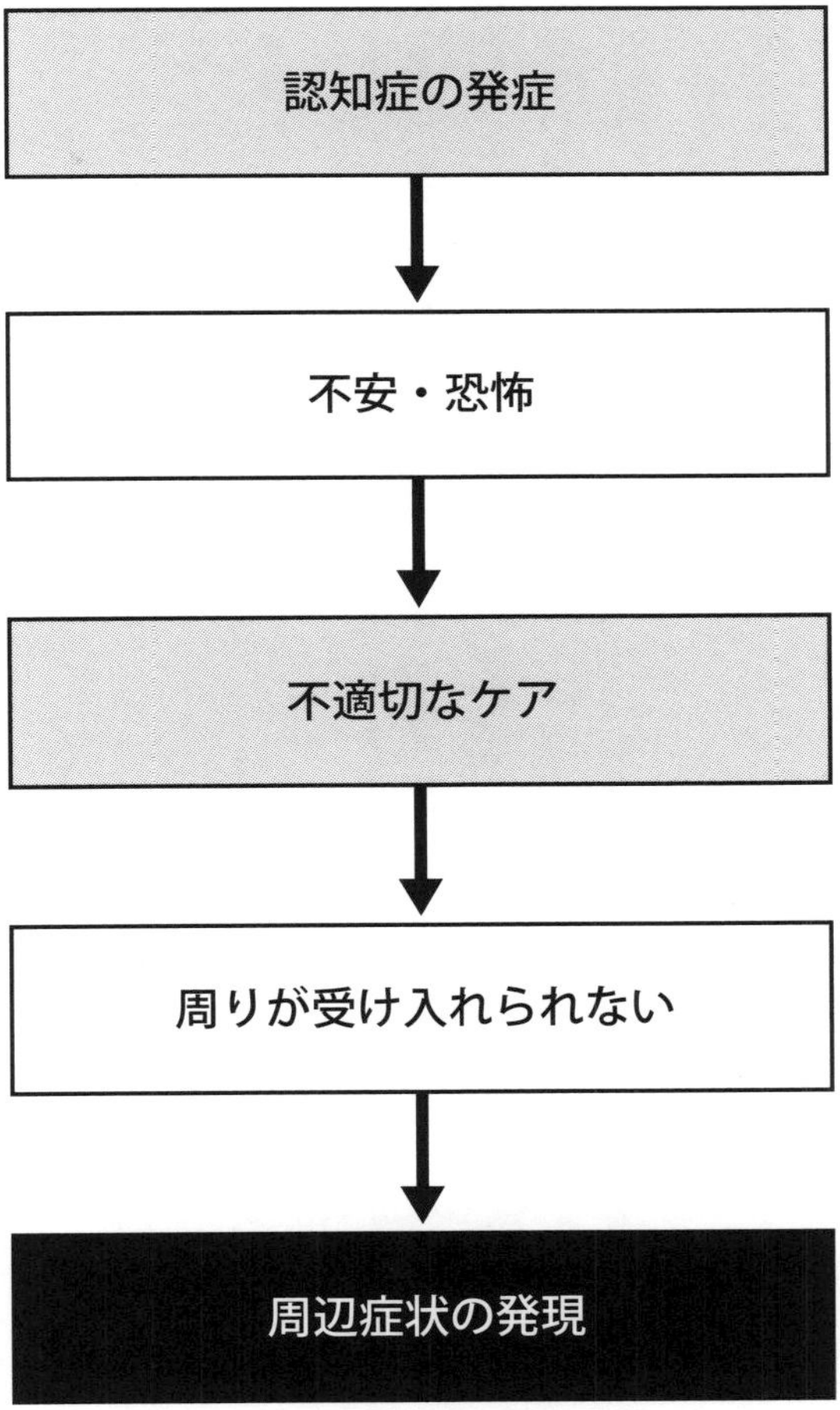

② 認知症には、中核症状と周辺症状がある

認知症には、「中核症状」と「周辺症状」（ＢＰＳＤとも言われる）があります。

「中核症状」は脳の神経細胞が壊れることによって、起こる症状で、具体的には次のようなものがあります。

- **直前に起きたことも忘れる記憶障害**
- **筋道を立てた思考ができなくなる判断力の障害**
- **予想外のことに対処できなくなる問題解決能力の障害**
- **計画的にものごとを実行できなくなる実行機能障害**
- **いつ・どこがわからなくなる見当識障害**
- **ボタンをはめられないなどの失行**
- **道具の使い道がわからなくなる失認**
- **ものの名前がわからなくなる失語など**

一方**「周辺症状」**には、

- **暴言や暴力**
- **興奮**
- **抑うつ**

- **不眠**
- **昼夜逆転**
- **幻覚**
- **妄想**
- **せん妄**
- **徘徊**
- **もの取られ妄想**
- **弄便**
- **失禁**

などがあります。

認知症の人すべてに、周辺症状が起こるわけではありません。次の項目で触れますが、中核症状は、介助によってすべて解決可能です。それには、特段認知症ケアといった専門性が求められないようにも感じられます。

しかし、片まひでボタンがはめられない人の介護と認知症でボタンがはめられない人の介護は、根本的に違うということを認識してください（どちらが高度という話ではありません）。中核症状の介護を普通に行なうだけでは、周辺症状を招く場合があります。

特に「接遇」は、一般の要介護者と認知症高齢者では、違う接遇をしなくてはならないと理解してください。

③ 中核症状だけなら、介護を受けていれば無事に生きていける

前の項目でも述べましたが、中核症状によって引き起こされる生活上の障害は、すべて他の人が介助していれば、解消できます。日課通りに生活させ、ボタンがはめられないならはめてあげて、トイレの場所がわからないならトイレ誘導すれば、済んでしまいます。穏やかな認知症高齢者にはそれで充分だとも考えられます。

しかし、あるときを境に、そういう利用者に周辺症状やうつが発生する場合があります。それを認知症が進んだと済ませてしまうのは危険です。

考えられる原因は次の2つです。

1　痛みや不快などが発生した

2　心理的に限界を超えた

1は理由としてわかりやすいのですが、うまく訴えができない人が多いので、細やかな観察力と想像力が必要です（経験的には、便秘と口中の痛みの場合が多いです）。

2は、正直、今までの接遇に問題がなかったか、施設であれば他の利用者や職員との関係、在宅であれば、同居家族との関係が疑われます。穏やかなときから、認知症ケアを実践していないと、トラブルを招くことになるのです。

認知症の特徴

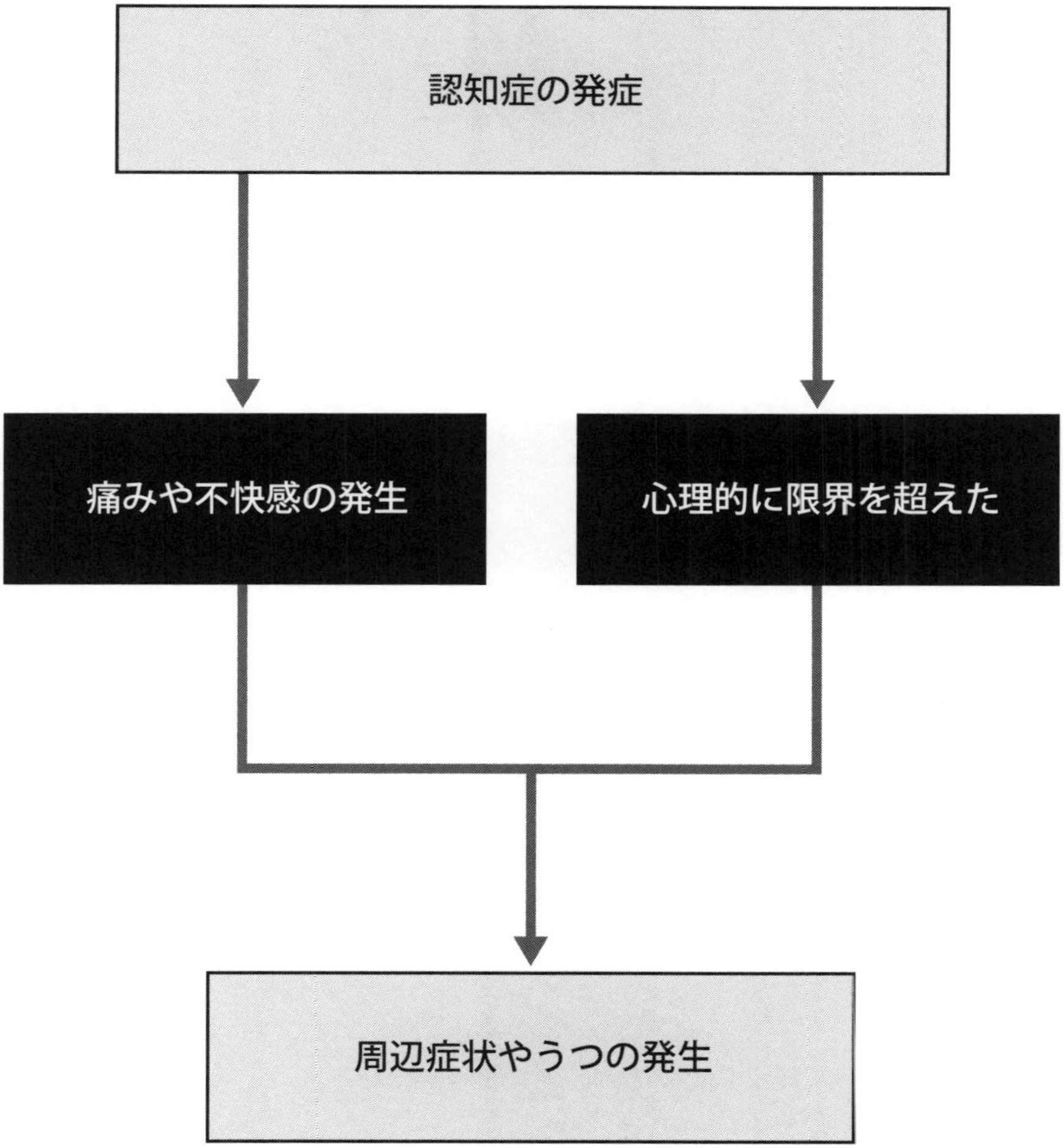

4 認知症の周辺症状にはいくつかのタイプがある

周辺症状は6つに分類することができます。

1 身体不調型
2 遊離型
3 葛藤型
4 認知障害型
5 環境不適応型
6 回帰型

の6つです（高齢者介護・ケアマネジメント分野の専門家である竹内孝仁氏による分類）。

これらが複合している場合もあります。

この分類により、ケアの方針が変わってきますので、まず周辺症状のタイプを考えることから始めましょう。

周辺症状は6つに分類できる

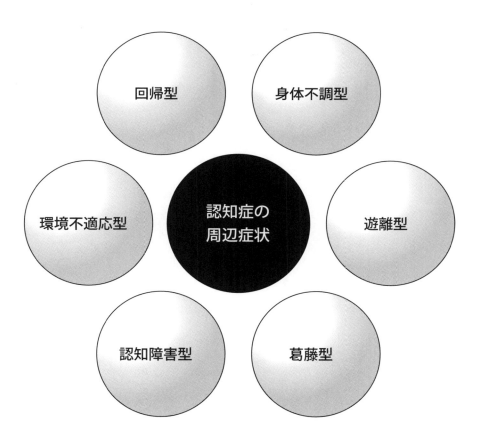

５「身体不調型」のケアの進め方

身体不調型は、何よりも身体に異変を感じていて、その異変が心理状態に影響を及ぼし、それが例えば「痛い」と認識できない、言語表現できないので、結果として周辺症状に現れるというものです。

症状としては、

1 興奮してうろうろ動き回る。

2 気の進まないことがあると興奮する。

3 夕方や夜になると落ち着かなくなり、興奮して歩き回ったり怒鳴ったりする。

対応としては、身体不調の原因を探って、身体不調を直すことに尽きます。

身体不調の原因として多いのは、

1 便秘、下痢

2 尿意、便意

3 痛み

4 かゆみ

5 発熱

6 脱水（軽脱水を含む）

などです。

これらの原因を探って、その除去に努めましょう。

下痢や便秘は、排泄を観察していればわかるはずですし、尿意、便意も排泄サインの観察は、必須です。実際に下痢や便秘をどう防ぐかは、後ほど触れます。

痛みとかゆみは訴えがないとわかりにくいものですが、口中の観察や、食事の様子、皮膚の状態の観察でわかる場合も多いものです。また、内科的要因で痛みがある場合もありますので、医療的検査をしてもらうことも大事です。

発熱は、検温をすればわかりますが、この場合重要なのは、平熱と比べてどうかということです。高齢者には低体温の方が多いので、平熱が35度台の方は、36度台であれば微熱です。このことは、次の脱水とも関連しています。

脱水は、軽い脱水も含めると、水分ケアを行なっていない、すべての要介護高齢者が脱水状態といっても差し支えないほどです。

高齢者は筋肉が少ないので、身体の保水能力が落ちています。そのため、1日1500cc以上の水分摂取が必要です（心不全などで水分制限を受けている人を除きます）。水分が行き届いていると、発熱の頻度《ひんど》も減りますし、意識レベルも上がり、穏やかになることが多く報告されています。

身体不調型は、身体不調が収まれば、驚くほど穏やかになります。

❻「遊離型」のケアの進め方

特徴として、無関心、無感動、無動なのが、遊離型です。

幸か不幸か、穏やかな認知症高齢者であるとされることも多いものです。だからと言って放っておいていいものでもありません。

このケースはいずれ食事を食べなくなります。食事が全介助になれば、仕事が増えますし、介助しても食べてくれない、かんでくれない、飲み込んでくれないということになります。そうなると困難事例になってしまいます。

遊離型の方の例としては、終日ぼんやりしていて周りのことに関心を示さない。表情の変化に乏しく、体の動きもほとんどないなどがあります。思い当たる利用者は、多いのではないでしょうか。

これらの原因は低意識です。

意識レベルを上げるケアが必要です。

意識レベルを上げるケアは、

1　水分ケア

2　運動

です。

実際のケアについては、後の項目で解説します。

低意識が改善されると、

- **表情が出てくる**
- **目の輝きが増す**
- **発語が増える、単語から文章になる**
- **食事に手を伸ばすようになる**
- **外界の刺激に反応する**

などの変化が見られるようになります。

多くの施設で、食事が全介助だった利用者が、水分ケアと運動により、一部介助になったり、自立した事例が報告されています。

７「葛藤型」のケアの進め方

このタイプの特徴は、自分の置かれている状況に対して、戦いに挑む、抵抗する、というものです

いきなり大声を上げて近くにいる人に乱暴したり、異食や物集めをしたりします。

葛藤型の人にとって見れば、周囲は全員敵です。周りの人は、自分に危害を加えようとしているように思えています。ですから、孤独です。物集めや異食は孤独感を癒すための行動です（食べるというのは身体に取り込むという究極の一体化です）。ただし、暴力的な利用者の中には認知症ではなく、統合失調症などの精神疾患の場合がありますので、専門医受診が欠かせません。

葛藤型認知症のケアとしては、環境にどう適応していただくか、つまり、介護職は敵ではないという関係づくりが大切です。第２章で解説した関係づくりと、認知症利用者への接遇技術（後の項目で解説します）を駆使して、「私はあなたの味方よ」ということを伝えなければなりません。

また、そのことを納得していただくためには、意識レベルの向上が必要ですので、ここでも水分ケアと運動が重要です。

水分ケアと運動により、介護拒否や暴言、乱暴な行為が多かった利用者が、穏やかになる事例が、多く報告されています。

8 「認知障害型」のケアの進め方

認知障害型の症例としては、次のようなものがあります。

- **自分の置かれている「場所がわからなくなる」**
- **自分がどこにいるかわからなくておろおろする**
- **トイレの場所がわからなくなり、迷ったりしている間に失禁する**
- **近所などのよく知っている場所で迷子になる**
- **「私はどうしたらいいの?」「ここはどこ? 帰りたい」としきりに訴える**

この場合、利用者はものすごく不安になっています。ですから、落ち着ける環境づくりと適切な援助が必要です。

トイレなどはわかりやすく表示する、施設などでは、同じようなしつらえを全フロアにするのではなく、フロアやユニットごとに特徴を持たせる。利用者が、自分の部屋とはっきりわかる工夫をするなどです。また意識レベルが低いと認知障害の程度も進みますので、意識レベルを上げるケアをします。

9 「環境不適応型」のケアの進め方

環境不適応型の特徴は、「新しい環境、見慣れない場所、見慣れない人」になじむことができず、それを拒否する、というものです。

そのため、慣れない場所での食事や入浴、グループ行動などを嫌がり、無理強いをすると、大声を出したり、乱暴な行動に出たりするという特徴があります。

また、新しいヘルパーに対して「あの人は私のものを盗む」などと言って、見慣れない人を拒否するということになります。

環境不適応型認知症のケアで大事なことは、一にも二にも関係づくりです。葛藤型と同様に、介護職は敵ではないという関係づくりです。第2章で解説した利用者との関係づくりと、認知症利用者への接遇技術（後の項目で解説します）を駆使して、「私はあなたの味方よ」ということを伝えなければなりません。またグループ行動が苦手な人に無理強いしてはいけません。

ここでもやはり、意識レベルの向上が必要ですので、そのためには水分ケアと運動が重要になってきます。

⑩「回帰型」のケアの進め方

回帰型認知症の特徴は、その人の古き良き時代に戻ってしまうというものです。例えば、お人形遊びをしたり、昔住んでいた場所に帰ろうとしたり、その人の過去の職業に戻ったりするなどです。介護職を自分の子供と思い込むことも多いものです。

その場合、たとえ人違いであっても介護者は、その役を演じ切りましょう。逆に「認知症が悪化するのではないか」と心配される方もいると思いますが、心配はありません。

本人は、「過去に戻った自分を受け入れてもらえた」という気持ちから、もう過去に回帰する必要はなくなり周辺症状が落ち着くことがあるからです。

また、**徘徊症状に対しては、無理に止めずに共感を示し、付き合うことで徘徊が止むことがあります。**

つまりは関係性をどう築くかということです。

利用者をだますのは良くないと考えて、ひたすら真実（正しいこと）を理解させようとするのは、間違いです。何よりもその人の今の状態を受容することから、信頼関係が築けるのです。

⑪ 認知症ケアの基本1・「水分ケア」

認知症介護の基本は、水分ケアです。
十分な水分を摂ることで、

1 意識レベルを上げ、覚醒を促す

2 発熱を防ぎ、身体状態を向上させる

3 便秘を防ぎ、ブリストルスケール（便形状の指標。1から7まである）を4（普通便）に近づける

といった効果があります。

心不全などで水分制限を受けている方以外は、1日1500cc以上（食事時の味噌汁は除く）の水分摂取が必要です。もっと多くても構いません（浮腫《ふしゅ》が出てくるようなら摂りすぎということになります）。

簡単に水分摂取のポイントを挙げてみましょう。

1 1日1800cc以上の水分提供を行なわないと、1500cc以上の摂取はできない

2 1回に多量の摂取ではなく、こまめに水分を摂取する

3 水分摂取も正しい姿勢で行なう（むせや誤嚥を防止するため）

4 好みの水分（コーヒー、紅茶、ココア、日本茶、ジュースなど）を中心に飲み物のバリエー

ションを豊かにする

5　ゼリー、豆腐、みかんなど、飲み物以外でも水分摂取できるものを考える

6　1500ccで改善が見られなければ、水分量を上げていく

施設ですと、水分摂取量の把握は、比較的容易ですが、在宅の利用者の場合は、少し工夫が要ります。

デイサービスでは、滞在中に1000〜1200ccの水分摂取を目指してください。

デイサービスに行かない日は、ご家族やヘルパーさんなどで、水分摂取を進めましょう。本人に水分摂取の重要性を理解していただきましょう。

同居家族がいる場合には、水分摂取の重要性をよく説明してください。

水分摂取が増えると、当然尿量が増えます。これを嫌がる方が多いのですが、尿量が増えるということは、身体が活性化する（循環が良くなる）ということですから、むしろ望ましいことです。

失禁を防ぐための様々なケアやパッド、おむつの選定、技術が重要になります。

12 認知症ケアの基本2・「運動」

高齢者にとって一番の運動は、歩くことです。可能ならば、1日2キロ以上（3000歩程度）は歩いていただきたいものです。

歩行は、身体を活性化させ、意識レベルを高めます。

5秒間つかまり立ちができる利用者は、すぐに歩行訓練に移行してください。歩行器を使って、1回に5歩でも良いので、歩くことをしましょう。

今歩ける方が、ふらつきなど歩行が不安定になってくると、すぐに車いすにしてしまうのは、よくありません。歩行が不安定な方に必要なのは、歩行訓練と杖、シルバーカー、歩行器などです。

杖、シルバーカー、歩行器を使いながら、歩行を少量頻回《しょうりょうひんかい》（少しずつ回数を多くすること）に行なうことが必要です。つまずきが見られる方には、10センチ程度の段差の階段昇降訓練が有効です。

とにかく体を動かすこと。これが、生活不活発病（廃用症候群）の最高の予防方法です。それは、認知症のケアにも重要です。

デイサービスでも、ホームヘルプでも利用者が身体を動かすような介護を計画してください。

少しずつ体を動かす訓練、介護計画を立てる

寝たきり ➡ ・ソファに座ることから始める

↓

端座位がとれる ➡ ・立位の訓練を

↓

立位がとれる ➡ ・歩行器を使った訓練を

↓

歩行器を使って５歩歩ける ➡ ・１日5、6回の歩行訓練

↓

少しずつ距離を伸ばす！

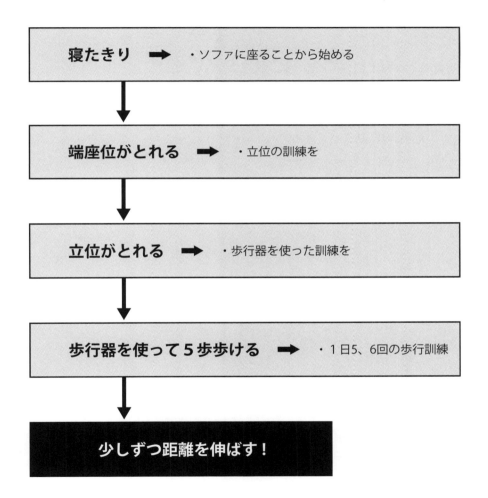

13 認知症ケアの基本3・「栄養」

低栄養状態だと、利用者の周辺症状が悪化することがあります。認知症に限らず、低栄養状態は、生活不活発病を招きますし、健康状態を悪化させます。

低栄養の原因は、

1 食事量
2 献立（食事の内容）
3 咀嚼《そしゃく》
4 嚥下《えんげ》
5 吸収

のいずれか、あるいは複数に問題があることによって発生します。

望ましい食事を適量、良くかんで、栄養を吸収するためには様々な取り組みが必要です。施設でも在宅でも多職種協働が必要となります。管理栄養士や看護師、歯科衛生士、歯科医、医師と協働して、栄養状態を改善させてください。

特に問題になるのが、状態が低下して、食形態を落として、ずっとそのままということが良くあります。

状態の低下が一時的なものである場合も多いので、食形態の見直しは常に必要です。特に粥やゼリー食は、栄養量が半分になりますので、いつまでも行なっていると、低栄養状態を招きます。

常食化（一口大のキザミを含む）を目指してください。

極キザミとか超キザミと呼ばれる、細かいキザミ食は、そのまま飲み込むと、誤嚥《ごえん》のリスクが非常に高いものです。

キザミであってもよく咀嚼して唾液と混ぜ合わせるような食事の仕方をしてください。唾液と食物が混ざることにより、消化、吸収も進みます。

献立の注意点としては、タンパク質量と熱量が足りない場合が多いのが実態です。食の細い利用者に対しては（多くの利用者がそうだと思いますが）、少量でも、高タンパク、高カロリーの献立を推奨します。

14 認知症ケアの基本4・「排泄」

身体不調型認知症の周辺症状の原因で、最も多いのが、便秘、下痢に起因《きいん》するものだと思われます。

特に高齢者には便秘の方が多いものです。便秘は何とも言えない不快感、つらさをもたらします。そのつらさが、不隠《ふおん》になって現れるのです。

そこで、重要になるのが排泄ケアです。

「排泄介助」と「排泄ケア」は違うものです。

排泄介助は、トイレ誘導、便座への移乗、ズボンのあげおろし、後始末、おむつ交換などを言います。排泄ケアは、食物繊維を摂取する、咀嚼《そしゃく》を良くする、水分ケアを行なう、運動するなど、排泄を快適な状態にするための幅広い取り組みです。

■排泄ケアの基本

・下剤の使用を控える
・充分な水分を摂る
・運動する
・豊富な食物繊維を摂る
・腸内環境を整える（オリゴ糖や、ココナツオイルの摂取など）

15 認知症ケアの基本5・「痛み、不快をとる」

身体に異常を感じていたり、環境が不快だと、利用者は不隠《ふおん》になります。身体の異常は、

1 痛み
2 かゆみ
3 発熱
4 内科的な疾患

が考えられます。観察と受診が必要です。特に義歯が合っていなくて、口中に痛みを感じる場合も多いので、食事中などはよく観察してください。

不快感は、

1 室温（暑い、寒い）
2 まぶしすぎる照明や直射日光
3 落ち着かないしつらえ
4 締め付けるような衣服
5 心理的な不快感（接遇や他の利用者との人間関係）

といった原因が考えられますので、これらのことを一つひとつチェックして、取り組んでください。

16 認知症ケアの基本6・「接遇」

前の項目でも触れましたが、介護職の接遇が悪いと利用者は不快になり不隠《ふおん》になります。

人間には、「尊厳」があります。**要介護状態になっただけで、この尊厳は傷ついたと感じる高齢者が多いのは事実です。**認知症の方も、はっきり言葉にできませんが、ふさわしい扱いを受けなければ、尊厳が傷つきます。

認知症高齢者の接遇技術で、現時点でもっとも有効なのは、

1　ユマニチュード
2　バリデーション療法
3　パーソンセンタードケア

です。

いずれも、認知症高齢者との向き合い方、接遇の仕方の技術です。この技術を学んだ介護職の人たちから多くの成功事例が報告されていますし、筆者自身も、有効な技術であるという実感を持っています。

ユマニチュードというのは、フランスから入ってきた認知症介護の技術で、「人間らしいケア」と称され、日本でも介護の世界に変革をもたらす技術として注目を浴びています。介護される人と介護する人、両者がお互いに気持ちよく、人間らしく存在するためには、「愛情」

という心だけでなく、相手に伝えるための「技術」が鍵になるというものです。

ユマニチュードでは4つの技術を用います。それは「見る」「話す」「触れる」「立つ」の4つです。この4つの柱を用いて、認知症の利用者の生活を支えます。

バリデーション療法は、アメリカのソーシャルワーカー：ナオミ・フェイルさんが開発した、認知症の方たちとのコミュニケーション術のひとつです。

バリデーションは元々、「確認する、強くする、認める」の意味に用いられますが、認知症の人の「経験や感情を認め、共感し、力づける」意味でバリデーションという言葉を用いているそうです。

バリデーション療法の特徴は、認知症の方が騒いだり、徘徊したりすることにも「意味がある」としてとらえ、なぜ騒ぐのか、なぜ徘徊するのかを利用者が歩んできた人生に照らして考えたり、共に行動したりするというもので、「共感して接すること」に重点を置いた療法です。

パーソンセンタードケアは、認知症を持つ人を一人の〝人〟として尊重し、その人の視点や立場に立って理解し、ケアを行なおうとする認知症ケアの考え方です。この考え方を提唱した英国の故トム・キットウッドは、当時の業務中心のケアに対して、人中心のケアの重要性を主張し、世界的に大きな影響を与えました。

これらの、考え方、技術は対立するものではありません。多くの点で共通しています。広くこれらの考え方、技術を学んで、複合させたり、選択して用いたりして、その利用者に最適な接遇を見つけてください。

17 認知症の利用者は、「困った人」ではなく「困っている人」

認知症の利用者は、介護する側から見れば、確かに「困った人」です。

しかし、それ以上に、本人は「困っている」のです。そして、困っている人を助けるのが、介護の仕事なのです。

利用者を「困った人」として見ると、その利用者からあなたの心は離れます。あなたの心が離れては、利用者との良い関係性など築けるはずがありません。利用者を「困っている人」として見れば、困りごとをなんとかしてあげたいと、心の底から思えるかもしれません。そうするとあなたと利用者との関係性は、必ず良い方向に向かいます。

利用者は、介護職の心や技術の鏡です。利用者が不隠《ふおん》なときは、あなたの気持ちが荒れているのです。

つまり、忙しくて、介護職がイライラすると、そのイライラが利用者に伝染してしまうのです。先に利用者が不隠になることもあるでしょう。そのとき、あなたに伝染して、あなたがイライラすれば、利用者の不隠は収まりません。

いま、何に困っているのだろうという考え方で接してください。

第4章
介護事故や ヒヤリハットの予防と対策

1 介護事故は予防できる

この章では、介護事故の防ぎ方について解説しています。

介護事故はたぶんなくなりません。しかし、減らすこと、少しでも防ぐことは可能です。これも介護技術です。

介護事故防止の取り組みは、一人ひとりの介護技術の向上とともに、組織的な取り組みが必要です。

まず、事故が起こったときに、上司が、

「なんで!?」

と叫ぶ（これは、理由を聞いているのではありません。すでに責めています）のをやめることから始めます。

事故は、精神論では減らすことはできません。確かな介護技術で減らすのです。そのためには、日々の取り組みが重要です。

2 介護事故リスクの本当の考え方

「リスク」という言葉は「危険性」としてとらえられていますが、もう一つの意味、こちらのほうが本来の意味に近いのですが、「不確かさ」という意味です。この二つが、混じりあっています。

致死量の青酸カリは、危険性という意味ではリスク100%です。飲めば必ず死にます。ですから、危険性という意味では、非常にリスクが高いものです。一方、不確かさという意味では、リスク0%です。飲めば確かに死ぬのですから、非常に確かです。したがって、正常な状態で青酸カリを飲む人はいません。

危険の度合いは高いけれど、それが起こることがどの程度なのか不確かな場合が、一番リスクが高いと言えます。

口から食べれば、必ず誤嚥する利用者とわかっている（誤嚥の確かさ100%つまり不確かさ0%）利用者に、口から食べさせてはいけないことは当たり前です。ですから、誤嚥の危険性はありますが、実際にこの利用者が誤嚥する可能性は、（間違って口から食べさせなければ）0%です（唾液の誤嚥を除きます）。

つまり、危険の度合いというリスクと、不確かさというリスクの両方を考えなければならないということです。

ふらつきがみられて、転倒しやすくなっていると思われる利用者がいるとします。転倒のリスクとここで言われるのは、どちらかと言えば不確かさのことです（いつ転ぶかわからないと言う意味です）。

一方、そこで歩行を禁止してしまえば、廃用症候群になる危険が高まります。リスクというのは、残念ながら、一つではなく複数のリスクが共存します。あるリスクにだけ着目すると、ほかのリスクが見えなくなる恐れがあるということです。

転倒と廃用症候群のように、解決策が対立するように見える事例（転倒を防ぐには歩かせなければいいVS廃用症候群を防ぐには歩かせればいい）も数多くあります。

そこで、このような事例に対応するには、一段上の考え方をする必要があります。転倒の事例では、

「転倒せずに歩行を続けるにはどうしたらよいか？」

という問題の立て方が必要とされるのです。こう考えれば、

・杖を使う
・歩行器を使う
・リハビリを行なう

などの、新たな解決策が見えてくるかも知れません。

事故リスクは、一面的なものではなく、多面的だと理解してください。

3 もう「見守り強化」はやめよう

転倒事故予防として、よく言われるのが見守り強化です。

これは、本当に有効でしょうか?

ある利用者が、転倒しやすくなっているという情報は共有されるべきです。しかし、現実問題として、今やっている業務の中で、どれだけ見守りを強化できるのでしょうか? 第一、見守りを強化すれば、本当に転倒は防げるのでしょうか?

非常に厳しい言い方をするならば、「見守り強化」というのは「**スピーチロック**(普段、介護の現場で何気なく使ってしまう「立っちゃダメ」「食べちゃダメ」「じっとしてて」などの言葉は、言葉の拘束とされ、言葉によって相手の行動を制限・抑制する対応のこと)をしろ」と言っているのと変わりありありません。

「立ち上がろうとしたら、そっと近づいて、寄り添うようにしてね」というのは、現実問題として、できる場合とできない場合があります。それができれば望ましいのですが、できないことのほうが多く、結局スピーチロックになってしまいます。

見守り強化で済ますのはやめて、根本的な予防策を考える必要があります。

見守り強化が根本的な転倒防止につながらないワケ

ふらつきがみられる

・転倒リスクが高まる

↓

カンファレンスを行なう

・見守り強化が指示される

↓

スピーチロックがされる

・利用者が不穏になる

ここが
ポイント

↓

ますます立ち上がりが増えて
転倒リスクは高まる!!

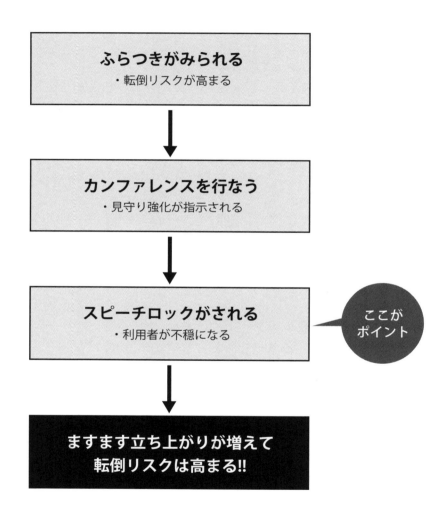

4 介護事故の〝性質分類〟をすることで対策が見えてくる

事故やヒヤリハットが起こると、原因分析が行なわれます。それは、悪いことではないのですが、実際の原因分析の多くが「犯人捜し」になっていることも多いものです。

また、安直な原因（例えば、転倒の原因は、利用者が立ち上がることだ）に飛びつき、安直な解決策を導き出してしまうことも多いものです。安直な解決策で一番多いのは、「職員の意識を高める」という掛け声です。

ここで提案したいのは、原因分析よりも、「事故の性質分類」です。

その事故の「性質」はどういうものか？　という視点で見てみると、事故の枠組みが見えてきて、その対策も枠組みとして考えられるようになります（こういう考え方をフレームワークと呼びます）。

具体的には、事故の性質は、

- **自損事故**
- **介護過誤**
- **不測の事態**

の3つです。

介護事故の性質で分類してみよう

❶ 自損事故

↓

ケアプランを見直せ！

❷ 介護過誤

↓

職場環境を見直せ！

❸ 不測の事態

↓

過去の不測の事態から学び、
少しでもダメージを減らす！

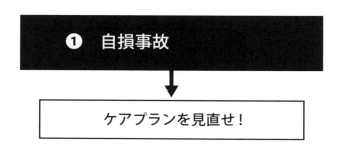

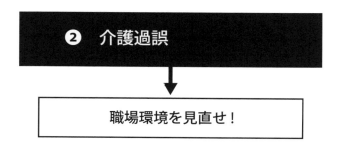

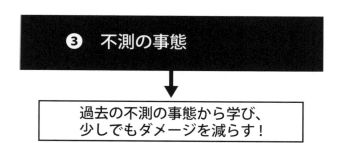

5 自損事故が起こらないような ケアプランを立てる

自損事故とは、極端な表現を使えば、

「利用者が勝手に、自分で事故を起こした」

ということです。

居室で歩いていて、ベッドの端に足をぶつけたなどというのがそれに当たります。これは極端な言い方をすれば、介護職の責任ではありません。

勝手に立ち上がって、勝手に歩いて、勝手に転ぶ。これは自損事故です。すべての自損事故が100%介護職の責任かと言えば、決してそのようなことはありません。これらがすべて介護職に責任があるということになれば、拘束、抑制のオンパレードになります。

自損事故自体に、介護職の責任はないのですが、介護職には「自損事故がなるべく起こらないようにする」責任があります。結論を先に述べてしまえば、自損事故が起こりにくい介護をするために、そのようなケアプランを作成するということです。

「自損事故が起こったら、ケアプランを見直せ!」です。

6 介護過誤は職場全体の問題として捉える！

介護過誤とは、職員のミスです。間違ったことを行なうことです。

これは、100％事業所側の責任です。

主な介護過誤には、

・誤薬

・風呂の温度を間違えた

・配膳ミス

・作業の漏れ

・間違った介護をした（マニュアルやケアプランからの逸脱）

・連絡ミス

などです。

これは、よく個人の責任にされがちですが、個人の責任がゼロでないにせよ、職場全体の問題としてとらえなければ事故防止にはなりません。

「介護過誤が起こったら、職場環境を見直せ！」です。

7 不測の事態に備える最善策は過去の経験・事例に学ぶこと

利用者の自損事故でもなく、職員の介護過誤でもない、不測の事態が起こることは、残念ながら、あります。

デイサービスの送迎中に、スズメバチの群れに教われて利用者が亡くなるという痛ましい事件が起こりました。事故というにはあまりに痛ましい事件ですが、これも介護事故と言えます（送迎中に起こったことですから）。

これは、誰の責任でもありません（強いて言うならスズメバチの巣を駆除していなかった誰かになるのかも知れません）。地震や災害も誰かのせいではありません。誰のせいにもできない、事故というのが現実にあるのです。

地震や火事などは、社会として経験を積んでいるので、少しでもダメージを減らすよう工夫が重ねられています。

不測の事態というのは、そこから学んで、少しずつでも、不測の事態を減らしていくことが必要です。

8 予防、対応、対策は具体的なルールを決める

事故にまつわるものとして、

1 予防（前もって、予測しておいて、そういうことが起こらないようにする行動）
2 対応（実際に起こってしまったときに、とるべき行動）
3 対策（起こってしまったことを、繰り返さないための行動）

が挙げられます。

対策は、次回への予防となります。何かが起こったときに、対応と対策の両方を考えなければなりません。

そして、対応そのものも良い対応であったのか、至らない点があったのかを評価しなくてはなりません。

3つに共通しているのは、すべて行動であるということです。考えているだけ、話し合っただけではダメです。

「意識を高める」とか「見守り強化」というのは、行動につながらないので、予防にも、対応にも対策にもなりません。

具体的に、いつ、誰が、何をするかということを決めて、実際の行動に移すことが何よりも重要です。

9 「自損事故防止」の対応と対策

自損事故は、

・**利用者の不注意、間違い**
・**利用者の身体イメージの過信と実際の身体能力の低下**

で起こります。

利用者の不注意、間違いは、意識レベルが低下していると起こりやすくなります。要介護高齢者には、意識レベルが低い方が多いものです。認知症でなくとも、軽脱水、廃用症候群によって、意識レベルが低下しています。

したがって、まず水分ケアと廃用症候群からの脱却のための運動が必要です。

意識レベルは、表情、目の輝き、言葉、動作などから判定可能です。水分ケアや運動を行なうと、間違いなく表情や目の輝きが変わり、言葉も単語から、文章に変わっていきます。

身体イメージの過信というのは、歩くと危険な人が歩こうとすることです。この方の身体イメージは、「自分は歩ける」ですので、「歩かないでください」とか「立ち上がらないでください」というスピーチロックをかけると不隠《ふおん》になります（認知症以外の方も不隠になります）。抑制をしようものなら、心身の状態はガタ落ちします。

この場合必要なのは、身体イメージを低下させることではなく、**少しでも身体能力を維持向**

上させること、そして安全を確保する環境づくりです。つまりは、リハビリテーションと適切な福祉用具の使用です。ですから、ケアプランの見直しが必要になります。

歩行が不安定になってきた人に必要なのは、車いすではなく、歩行訓練と杖、歩行器です。それをケアプランに盛り込みましょう。

このことを理解しない限り、廃用症候群へまっしぐらです。

では、実際に事故が起こったときの対応はどうしたらいいのでしょうか。

けがをした場合は、受診、様子観察などがただちに開始されなくてはなりません。誤嚥《ごえん》による窒息には、緊急の救命活動が必要です。こういう事態には、常日頃から訓練しておかないとスムーズな対応はできないものです。

次に、必要なのは関係各所への連絡です。他部署（看護部門、相談部門など）、上長（介護士長、サービス提供責任者、管理者など）、家族、後見人など、場合によっては行政などへ報告する必要があります。

この報告が遅れると、あとでトラブル（もめごと）になったり、トラブルが悪化したりする場合が多いので、迅速《じんそく》な判断が組織として求められます。

その場合、しっかりと自損事故によるものだと伝えることが大切なのですが、前もって、自損事故という考え方を伝えておかないと、責任逃れと見えてしまいます。ですから、契約時、入所時にきちんとご理解いただかなくてはならないのです。

そして、事故を未然に防ぐ対策ですが、もちろんケアプランを見直すことです。

10 「介護過誤防止」の対応と対策

介護過誤というのは、職員のミスです。

職員のミスはなぜ起こるのでしょうか？

・**職員の技量が低いから？　↓確かにそうでしょう。**

・**職員の意識が低いから？　↓それもあるかもしれません。**

・**職員が不注意だから？　↓確かにそうです。**

しかし、技量が低い職員をそのままにしておいたこと。意識の低い職員をそのままにしておいたこと。職員の注意力を奪うような、きつい仕事や多すぎる夜勤や不健全な職場環境であること。これらはすべて組織の責任です。

職員のミスが少ない職場は、

・**教育、研修に熱心である**

・**技術だけでなく、理念、マインドを重視している**

・**働きやすい職場づくりを目指している**

・**チームワークが良い**

・**あまりにも水準以下の職員は勇気を持って現場から外す**

という点が共通しています。

つまり、介護過誤が起こったら、職場環境を見直せ！　ということです。
中途で雇った新人職員を、ＯＪＴという名目でいきなり現場に配属していませんか？　そんなことをしたら、危険がいっぱいです。前からいた職員も負担がかかって、ミスをしやすくなります。

寮母室が雑然としていて、申し送りのメモがなくなってしまうなどということはありませんか？　見にくい一覧表が使われていませんか？　また、チームワークはどうでしょうか？

ミスをなくすのは、一にも二にも、働きやすい職場づくりが肝要です。それは、物理的な働きやすさと、心理的な働きやすさの両方です。そこに加えて、きちんとした研修・教育システムや、見やすく覚えやすいマニュアル、指示書などが必要なのです。そこに着目して、より良い職場を目指してください。

介護過誤が起こったときの対応は、自損事故と変わりません。ただし、家族への連絡などには、必ず「謝罪」から入ってください。初動で責任逃れみたいなことを言えば、こじれるだけです。

ミスはミスとして認めて、謝罪しましょう。

介護過誤の対策は、予防と同様に、職場環境を見直すことです。
研修をしたり、マニュアルを改定したり、書式を工夫したり、職場環境を整理整頓することをします。

ミスに学んで、組織として成長してください。

11 「不測の事態防止」の対応と対策

不測の事態の防ぎ方は、想像力の問題です。

不測の事態というのは、予想していないということですから、予想できれば不測ではなくなります。

例えば、施設の庭に野球のボールが落ちていたとしたら、外から飛んできたのかもしれません。もしそうだとすると、散歩中の利用者に当たるかもしれないと想像できれば、対処可能になります。想像力を働かせれば、少しでも、不測の事態を減らすことができます。

しかし、残念ながら人間は「全知全能」ではないので、すべてを予測することはできません。したがって、不測の事態が起こるたびに、その対応と、対策を続けていくということが大事です。

対応は、自損事故、介護過誤の場合と同様です。その場での対応と関係各所への連絡です。

対策は、やはり事例から学ぶことが重要ですが、特に他施設、他事業所の事例も、日ごろから情報収集しておいて、よそでこんなことがあった、うちでも起こるかもしれないという想像力を働かせましょう。スズメバチに利用者が襲われるという、痛ましい事件があったら、施設の庭にハチの巣がないか、気にしてください。

コラム3

自分を守るための「正しい介助」と「腰痛体操」を！

介護の現場に入る人は、現場に入る前に腰痛体操やストレッチを入念に行なう習慣を身につけましょう。

多くの介護職が、腰痛に悩まされ、そのせいで、仕事が続けられなくなってしまいます。これは大変に残念なことですし､本人にとっては重大なことです。

腰痛の原因は、

・未熟な、自分流の介助

・基本から外れた介助

によって起こります。

正しい介助技術を身につけ、自分を守ってください。

正しい介助技術を知っていたとしても、身体に力を入れて介助するわけですから、身体が温まっていないと、腰痛や筋を痛めるなど、故障の原因になります。

プロのスポーツ選手は、ウォーミングアップを欠かしません。スポーツ選手と同じように、介護は身体を使う仕事なので、ウォーミングアップが必要です。

照れくさいかもしれませんが、更衣室やホールなどで、仕事を始める前に必ず行なうようにしてください。それがあなたの職業人生を大きく左右します。

Youtube などで紹介されているので、ぜひとも習慣にしてください。

第5章
利用者の急変を防ぐ「普段のケア」のポイント

1 重要なのは普段からの健康管理

利用者の健康状態が悪化することは、利用者にとっても良くないことですし、正直、介護職にとっても負担が増すことになります。

ですから、普段の健康管理がとても重要になります。

健康管理とは、

- **良く寝る**
- **バランスの良い食事**
- **良く運動し、きちんと休息する**
- **脱水にならない**
- **持病のある人は、きちんと服薬し、医師の指示を守る**
- **規則正しい生活を送る**
- **よく笑う（免疫力が上がります）**

です。単純に言ってしまえば、健康的な生活を送ることが健康管理なのです（至極当たり前ですが）。

2 最大のリスクは、脱水、低栄養、運動不足、睡眠不良、服薬の漏れ

したがって、

- **脱水**
- **低栄養**
- **運動不足**
- **睡眠不良**
- **服薬の漏れ**

を防がなくてはなりません。

これらのことが起こると、

- **低意識**
- **生活不活発病（廃用症候群）**
- **体調不良**
- **免疫力の低下による感染症リスク**
- **持病の悪化**

が起こりやすくなります。

③ 水分補給の大事さ

水分補給は、それはもう、大事です。
脱水、軽脱水になると、

・**意識レベルの低下**
・**運動能力の低下**
・**血圧が不安定になる**
・**便秘になりやすい**
・**睡眠不良**
・**発熱、熱中症**

を起こします。

逆に言えば、水分を充分摂ることで（1日1500cc以上。それでも改善が見られないときは、さらに増やす。水分制限のある人を除く）、

・**覚醒（目の輝きや、表情が変わる。発語が多くなる）**
・**運動能力の向上（転びにくくなる、活発になる）**
・**血圧の安定**
・**便秘の解消**

・夜よく眠れるようになる
・発熱、熱中症の予防

といった効果が見られるようになります。

これは、健康的生活への第一歩です。

実際、あるホームヘルプの事業所で、水分ケアに力を入れたところ、熱中症が根絶されたということも起こっています。

ここで理解していただきたいのは、体重から計算される必要水分量は、生命維持のための水分量であって、覚醒レベル、健康維持のための水分量とは違うということです。

現時点では、経験則的に多くの要介護高齢者が、1日1500cc以上で効果が見られるとされていますが、実際には、2000cc、3000ccで効果が表れる場合もあります。

もちろん、そんなに大量の水分摂取を行なうのは大変です。現実問題として、嫌がられる場合も多いと思います。そこは、普段の関係性と介護技術が必要ですし、何より、無理強いをしてはいけません。

正直言って、水分ケアに関する批判は、水分の無理強いに対する批判がほとんどです。無理強いすることなく、利用者の理解を得て、自然に多くの水分摂取ができることが、介護技術なのだと理解してください。

4 低栄養をいかに防ぐか

低栄養状態になると、フレイル（虚弱）やサルコペニア（加齢に伴う筋力の減少）になりやすいことは当然です。

低栄養状態とは、食欲の低下や食事が食べにくくなるなどという理由から、徐々に食事量が減り、身体を動かすために必要なエネルギーや筋肉や皮膚、内臓などを作るたんぱく質が不足した状態のことを言います。

つまりエネルギー量（カロリー）不足とたんぱく質不足のことです。

低栄養状態になると、

- **体重減少**
- **骨格筋の筋肉量や筋力の低下**
- **元気がない**
- **風邪など感染症にかかりやすく、治りにくい**
- **傷や褥瘡《じょくそう》（床ずれ）が治りにくい**
- **下半身や腹部がむくみやすい**
- **食事量が減ると同時に水分の摂取量も減るため脱水症状がみられることもある**

といった症状が出ます。これは、転倒のリスクが増し、虚弱体質になり、病気にかかりやすくなるということです。

低栄養を防ぐには、

- **食事内容**
- **食事量**
- **食事形態**

が重要です。

食事内容は、充分なたんぱく質の摂取と十分なカロリー量（1日1500キロカロリー以上）が必要です。それが充分摂れる食事量を摂るためには、何より、おなかが空かなくては食べられません。つまり、活動が重要になります。

食事形態が、キザミ食やミキサー食、ムース食、軟食の高齢者あるいは、胃ろうの利用者に低栄養が多いという調査結果が出ています。白飯をお粥にするだけで、摂取カロリーは大きく下がります。

つまり、低栄養を防ぐには、常食化が必要だということです。

5 常食化の取り組み

常食化は、なぜその食事形態なのか？　という疑問から始めます。そこで問題となるのは、

1　咀嚼《そしゃく》に問題がある

2　嚥下《えんげ》に問題がある

のいずれかだと思います。

咀嚼に問題がある場合は、咀嚼を取り戻すケアが必要です。

そのためには、

・義歯調整

・かむ力を取り戻すためのリハビリ

が必要なケアです。

嚥下に問題がある場合は、

・嚥下を取り戻すためのリハビリ

が必要になります。

実際問題として、球《きゅう》まひ、仮性球《かせいきゅう》まひで嚥下反射が失われている利用者は、胃ろうはやむを得ません。

また、ひどい逆流性食道炎や食道癌などで、経管栄養の場合もあると思います。

しかし、それ以外の利用者は、「食べない」という理由で、常食ではない場合（胃ろうも含む）が多いのではないでしょうか？

特に、いったん食事形態を落とすと、漫然とその食事形態を続けてしまう傾向が見受けられます。

一時的に食事形態を落としたとしても、常に食事形態を常食に戻す取り組みを作らなくてはなりません。

咀嚼や嚥下を取り戻すリハビリは、歯科医やST（言語聴覚士）の協力が得られればベストですが、介護職、看護職でも十分可能なものです。

■よくかむためのリハビリ

上手に物をかむためには、舌やほほの動きが大切です。

これらの動きがよくないと、歯が合ってもうまくかめず、口の中でもぐもぐしてしまいます。

舌やほほのストレッチで、口の動きをしなやかにしましょう。

【口のストレッチ】

・舌を出したり引っ込めたりする。
・ほほをふくらませたり、へこませたりする。
・舌先を左右の口角につける。
・舌先を唇の上と下につける。

口の中にスプーンを入れ、ほほの内側から外側に軽く押して、ほほの筋肉でスプーンを押し戻す。

また、首を前後左右に倒してストレッチし、緊張をやわらげると、舌や喉の動きがなめらかになります。

ふだん私たちは、食べ物を飲み込む瞬間は、気管に入らないよう無意識に息を止めています。しかし、呼吸のコントロールがうまくいかないと、息を止めることができずに吸い込みながら食べてしまい、誤嚥が起こるのです。

誤嚥は、窒息や肺炎の原因になります。

安全に食べるためには、呼吸のコントロールが重要です。

■飲み込みのリハビリ

誤嚥《ごえん》しそうになっても、むせて吐き出すことができれば大丈夫。むせることは反射的に食べ物を吐き出そうとする防御反応なのです。

正しくむせるには、お腹に息をため込んで、思い切り吐き出します。

【深呼吸とせきの練習】

深呼吸をして、いったん息を止めた後、エッヘンとせきをして息を吐き出します。これを何度か繰り返します。

【腹式呼吸の練習】

うつぶせに寝て、自分の体の重みを利用し、5〜10分、おなかを意識して呼吸します。ただし、自分で寝返りができない人では注意が必要です。

口腔ケアの基本は、歯と歯肉の間のブラッシング、つまり、歯みがきですが、歯みがきはただ口の中をきれいにするだけではありません。

歯肉や舌やほほなどに歯ブラシで軽く刺激を与えることが、口の中のリハビリにもなるのです。

口は、食べ物の固さや形、性状、味や温度などを感じとることができる、とても敏感な感覚器です。

ブラッシングの刺激によって、血行も良くなり、感覚機能の低下も防げます。

■歯ブラシを使ったハビリ方法

- **歯ブラシの毛の部分で、舌の表面や縁をトントンと軽く叩いて、感覚を刺激します。**
- **歯ブラシで舌を下に押さえつけると、舌がその力に反発しようとするので、筋力アップにつながります。**
- **電動歯ブラシのスイッチを入れてブルブルさせながら、ほほの内側や舌、歯肉に当ててマッ**

サージすると、血行が良くなります。

・ほほの内側は粘膜が傷つかないよう、歯ブラシの毛ではなく背のほうを当てます。

(一般社団法人日本訪問歯科医師協会のホームページより。http://www.houmonshika.org/oralcare/)

また、前出の竹内孝仁氏(3章4、64頁参照)は、スルメや塩昆布をかむこと、棒つきあめ、ひもつきあめをなめることによって、誤嚥を防ぎながらの咀嚼訓練を提唱しています。

日常的な、口腔リハにより、多くの人が常食化による低栄養の防止ができます。

6 運動は歩行が基本

とにかく、歩かせてください。

歩行が可能な方（シルバーカーや杖の利用も含む）は、1日合計2キロくらい（3000歩くらい）は歩いていただきたいものです。少しの距離から始めて、徐々に距離を延ばしてください。ただし、疲れ過ぎないように。

現在車いすの方は、歩行器を使った歩行訓練を行ないましょう。施設で言えば、居室からリビング、リビングからトイレなどに相当する短い距離を歩行器で移動できるようにするのが、最初の目標です。

1回に5歩でもいいですから、歩行器で介助者が後ろにつき、歩行訓練を行ないます。訓練は、少量頻回《しょうりょうひんかい》（少ない量を数多くすること）のほうが効果があるので、5歩を1日6回くらいから始めてください。歩行ができない方は、立位訓練。立位が取れない方は、端坐位訓練。端坐位が取れない方は、ソファ離床（ソファに座り、シーティング技術で、身体を安定させる）を行なってください。

このような活動をするだけで、利用者の状態が、大きく向上します。

車イスの方は歩行器を使った訓練を

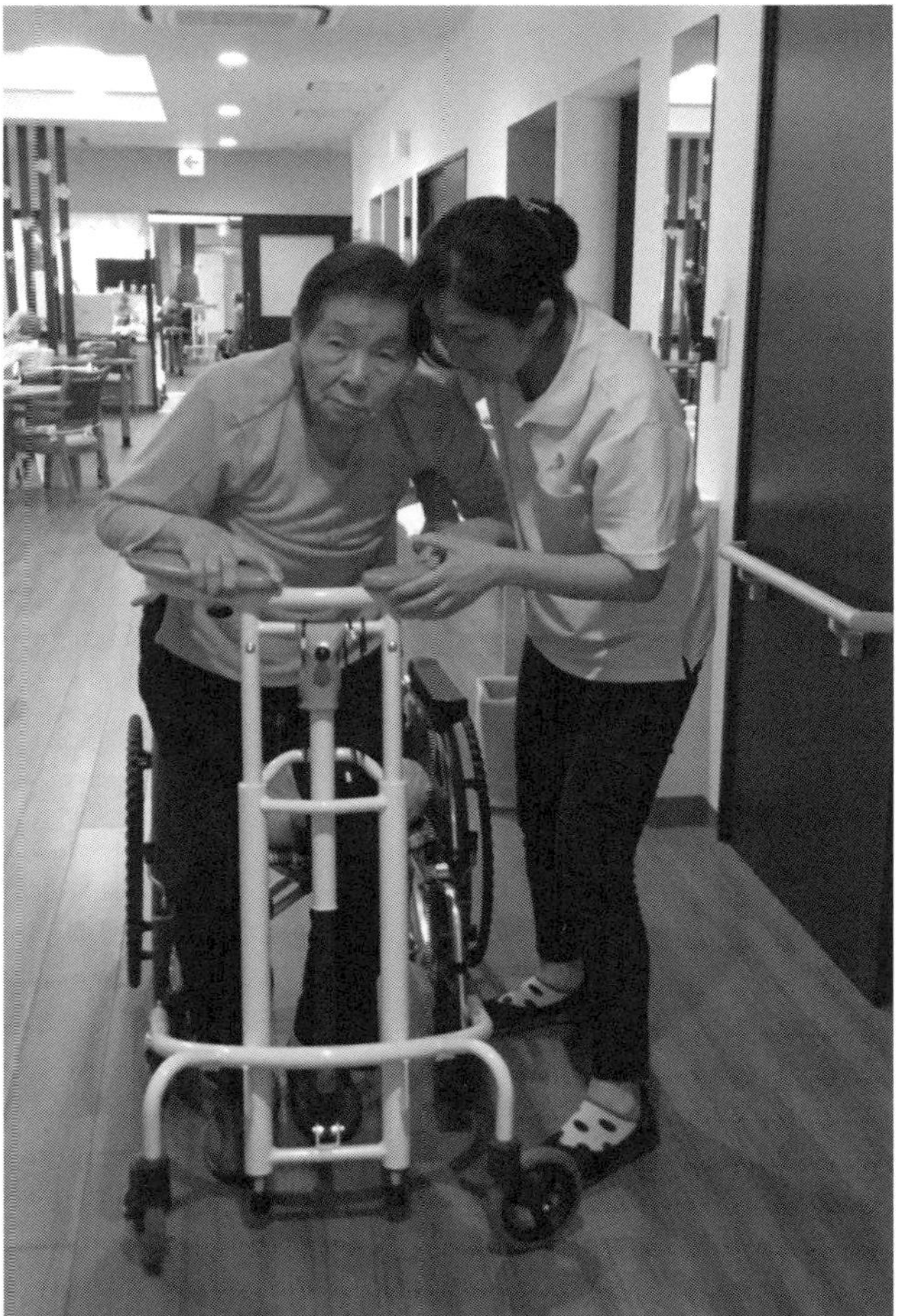

7 睡眠不良には、昼間の過ごし方と適切な服薬が必要

認知症による昼夜逆転も含めて、夜、寝られないというのは、健康状態に大きな影響を及ぼします。

まず「昼間寝すぎると夜寝られない」という、極めて当たり前の問題があります。午睡《ごすい》（昼寝）は、疲れをとり、認知症の混乱を押さえ、覚醒を促す効果がありますが、1時間も2時間も寝ていたら、活動量も減りますし、夜眠れなくなります。昼寝は、20分程度にしましょう。

そして、前の項目でも取り上げた歩行、歩行訓練を積極的に行ないましょう。

施設などでは、「座らせきり」にしているという批判があります。もちろん忙しい現場で、歩行訓練の時間など取れないという意見があるのは承知していますが、それでも、5分の時間を見つけて、誰か一人に歩行訓練を行なってください（最初から全員に行うのは無理です）。

そうすると、その人は、歩行器で、一人で短い距離が移動できるようになります（人によっては1週間くらいで、歩行器歩行ができるようになります）。そうしたら、次の人にとりかかってください。この繰り返しです。

また、日中の活動を促進するには、介護職の仕事を手伝ってもらう、つまり自分のことは自分でしてもらうということが、重要です。そこには、第2章で取り上げた関係性の問題が出てきます。

掃除や洗い物、洗濯物をたたむなどの家事を積極的にしていただきましょう。

理想は、利用者が忙しい（職員がヒマな）施設、グループホーム、デイサービス、訪問介護です。

日中の過ごし方だけでは、睡眠不良が改善しないケースがあります。これは、「不眠症」という立派な病気です。

病気には、治療が必要です。治療には、根治的治療（原因を除去して病気を治す）と対症療法（症状を緩和するもの）の2つがあります。

睡眠導入剤の使用は、対症療法です。

睡眠導入剤の使用は、慎重になるべきですが、一概に悪いわけではありません。ただし、人により、反応は様々です。

翌朝も、意識レベルが低いようなら副作用か、効きすぎです。夜間、翌朝の利用者の状態を良く観察して、医療サイドによく伝えましょう。

睡眠導入剤は、作用時間が薬によって異なりますし、副作用も違います。

その利用者に最適な種類と量を見極めなくてはならないので、介護職の精緻《せいち》な観察と報告が重要になります。

繰り返しますが、効きすぎと副作用には十分注意してください。

8 感染症予防はケアの基本

利用者の健康状態を一気に悪化させるものとして、感染症があります。

感染症の予防は、

- **手洗い**
- **うがい**
- **湿度**
- **換気**
- **予防接種**
- **バランスの良い食事**

です。

介護職は、1介助1手洗いを守りましょう（デイサービスは要注意です）。

また、手洗いにも正しい手洗いのやり方がありますので、めんどうくさがらず、きちんと手洗いをしてください。

■正しい手の洗い方

時計や指輪、アクセサリー、つけ爪などを外してから、手を洗いましょう。

1 流水で汚れを簡単に洗い流しましょう。

2 せっけんをつけて十分に泡立てましょう。

3 手のひらをあわせてよくこすり、次に手のひらと手の甲を合わせてよくこすりましょう。

4 両手を組むようにして指の間をよく洗いましょう。

5 爪の間も十分に洗いましょう。

6 親指は、反対側の手でねじるようにして洗いましょう。

7 手首も忘れずに、反対側の手でねじるようにして洗いましょう。

8 洗った手が再び汚れないように、蛇口をせっけんで洗い流してから水を出し、流水でせっけんと汚れを十分に洗い流しましょう。

9 清潔な乾いたタオルなどで水気を拭きとりましょう。

10 手洗い完了!

9 持病を悪化させないためには服薬管理が重要になる

持病が悪化すると、重篤《じゅうとく》な状態になりやすく、健康状態は一気に悪化します。

持病をお持ちの利用者は通常なにがしかの服薬をしているはずなので、服薬管理、服薬介助が重要になります。

正直言って、施設で、錠剤が床に落ちていたなどという経験は、多くの人がお持ちでしょう。ホームヘルプでは、利用者の薬の飲み忘れに苦慮《くりょ》している場合も多いと思います。

服薬の援助をする場合には、きちんと嚥下《えんげ》したかどうかまで、確認することが重要です。施設で、配膳時に薬をセットして、目を離すと、利用者が薬を落としてしまう（わざとだったり、わざとではなかったりします）ことがよくあるので、服薬時には、すべての薬を服薬しているかをチェックしましょう。

ホームヘルプの利用者の服薬忘れが多いようなら、訪問回数を増やす必要があります。20分未満の身体介護が制度上位置づけられていますので、ケアマネジャーとよく相談してください。

コラム4

精神・心理面のトラブルを防ぐには「自然体で丁寧に生きる」

気持ちが荒れてくると、生活も荒れ、仕事も荒れてきます。逆に、生活や仕事が荒れていると、気持ちも荒《すさ》んできます。

つまり、どこから始まるかは別として、心と身体、生活と仕事はすべて関連しているのです。人生に喜怒哀楽の感情はつきものですが、できれば上機嫌で、毎日を過ごしたほうが、健康的ですし、幸せでもあります。仕事もうまくいくでしょう。

といっても、心が強い人（ある意味鈍感）、心が弱い人（良く言えば繊細）は、人それぞれですので、強くなれとは言いません。

心の弱い人（私もその一人です）は心が弱いなりに、上手に生きていくすべを身につけることが必要です。そのためには、

①生活を整える
②病気をしない
③無理をしない
④我慢をし過ぎない
⑤美しいものに触れる

つまり、「自然体で丁寧に生きる」ことが、一番です。

生きていれば、必ずストレスがかかります。ですから、ストレスを上手に解消しなければなりません。

極端に忙しすぎる（あくまでもあなたにとってです。ほかの人は我慢しているのだからというのはやめましょう）と、ストレスが解消されずに、いずれ身体の病気か心の病気になってしまいます。

穏やかで、心楽しく働き、生きていくにはどうしたらよいかということに心を砕きましょう。好きなもの（物体でも、人物でも）に囲まれていれば、機嫌は良くなります。人生は、つらく苦しい修行ではありません。あなたが楽しめることが最大の人生の目的です。楽しければ、厳しくても修行に耐えられます。

第6章
手をかけるケアがいいケアだと思っていませんか

① 仕事を増やさないための「おむつ技術」を身につけよう

「おむつ技術」とは、「おむつ交換の技術」に限定されたものではありません。

おむつはしなくて済めばそれにこしたことはありません。失禁を絶対にしたくない、させたくないのであれば、一日中トイレに座っていればいいのです。利用者に限らず、そんな排せつに執着《しゅうちゃく》した生活なんてつまらないものです。

おむつで生活しているということは、生活の中のほんの一部なのです。おむつを活用し適切に使えばいいのです。

おむつと言っても軽失禁用のナプキンタイプの物から、一晩中安心！　といった物まで多種多様です。

とかく介護する側は、大は小を兼ねる的な使い方で大きいものを選び、またそれでは足りなくて、重ねたりしてしまいがちです。利用者は排せつもしていないのに装着しただけで、ゴワゴワし、蒸《む》れて、窮屈《きゅうくつ》なので当然手を入れて外したくなります。これが問題老人視される理由にされてしまいます。

おむつを外してしまえば、衣類はもちろん、シーツまで交換しなくてはならず、介護の手間は増えてしまいます。

もれ→交換の手間が介護の中で最も手間を要するのではないでしょうか？　いわゆる〈後始末

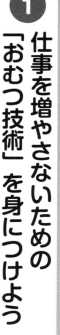

〈介護〉です。

おむつトラブル予防は「先手を打つ」ことが重要です。そのポイントは次のような点です。

◎そのおむつは利用者に適しているのか？

↓そもそも吸収力が足りていないおむつをしていないか？

↓サイズは合っているか？

↓アウターとパッドが合っているか？　など

◎当て方は適しているか？

↓パッドが裏返しになっていたり、ズレていないか？

↓パッドは尿道口にしっかりと当たっているか？

↓体とおむつの間に隙間はないか？

↓ゆるすぎたり苦しくないか？　など

膨大な手間を要する後始末介護にならないために、おむつを知り、適切な介護技術を学ぶことがトラブルを減らします。

また、遅番のおむつ装着の仕方は夜勤に影響を与えるので、「○○さんが遅番だった日の朝はもれが多い!!」なんていう噂が広まってしまい、それが人間関係のトラブルに発展してしまうなどということも介護職に多いストレスの一つです。

2 自立支援介助の重要性

介護保険法の第一条「目的」にうたわれているのは、「その有する能力に応じ自立した日常生活を営むことができるよう」にですから、介護保険上のサービスを利用するということは、自分自身の持っている能力を最大限発揮してもらわなくてはならないのです。

とは言っても、全介助のほうが効率がいいし、早く終わる。利用者がするのを待っていたら業務が回らない、利用者がやると事故が増えるなどなど……業務は早く終わったほうが良いし、事故は無いほうが良いというのが介護職の本音です。

しかし、介護とは、してあげて満足、やってくれてありがとうを言われて、嬉しいで終わってはいけません。それではただの介助屋さん。

自立支援とは、なんでもできるようになるとか、できることは何でもやってもらうという意味ではありません。自分の意志で自分のことを選択し、決め、自分の気持ちで生きていけることです。

だから、喉が渇いたら好きなときにベッドから起きられて、立ち上がって、自分で冷蔵庫に行って、好きな飲み物を選び、好きな温度にして、好きな量を自分のペースで飲める。こんな些細《ささい》なことの積み重ね、それが自立支援なのです。

この工程が全部介助であったらどうでしょうか？

介助がなければ起き上がれないという場合、確実に自分の好きなタイミングで起きることは減るでしょう。

飲み物を持って来てくれるのを待つ生活は自立しているでしょうか？　身体機能が落ちるということは、確実に自己選択や自分の気持ちで生きるという幅を狭めてしまいます。

ですから利用者がやれることは減らさない。できれば増やす。

ベッドからの起き上がりの介助の場面で、寝ている利用者に「起き上がりますよ」と声をかけながら相手の反応を待たずに、ついつい全介助で起こしてしまうということはないでしょうか。

それは、利用者のできるチャンスを奪っている「もったいない」ことです。声をかければ顔を向けられるとしたらそれを待ちましょう。起きますか？　と問えば利用者が布団をめくろうとすれば、それを待つのです。手でマットを押して少しでも起き上がろうとすれば、それを待ちます。そのすべての自分の意思決定のチャンスを奪っているとしたら、本当にもったいないことです。

見守るのも介護職の技術です。そんな小さな自分の気持ちを大切にしましょう。

「やってくれてありがとう」も嬉しいですが、できたことを共に喜べる、「立てたよ、ありがとう。一歩、歩けたよ、嬉しい」の喜びを知ると、仕事は断然楽しくなります。

3 落とした箸は拾うな

介護の場面でよく見る光景――。

利用者が箸を落としたり、食べ終わったお盆を片付けようとしている利用者に対して、「いいですよ。危ないですから座っていてください」といち早く駆けつける。

一見気の利く、できた介護職です。でも、本当にそうでしょうか？

自分で落とした物を拾うのは、いたって当たり前の条件反射です。食べ終わった食器を片付けようとすることは作ってくれた方への感謝や気遣い、幼いころに身についた躾《しつけ》、そして、その人が大切にしていることが見える〈その人らしさ〉ではないでしょうか？

運動機能の視点から見ても、拾うという行為はなんとも深い前かがみ、立ち上がりに最も必要な姿勢です。介護職が落ちた物を拾ってしまうことで、利用者が床に手が届くチャンスを奪ってしまっているのです。もったいない!!

落としたことを知っていて知らんぷりしているように見えたら〝冷たい介護職〟なんて言われそうですから、（しら～と）気づかないふりをして、目は離さないようにします。

「上げ膳据え膳でわるいね～ありがとう」を言われるより、食器を片付けて持ってきてくれたら、「ありがとう」と言う関係がコミュニケーションです。介護されるだけではつらいものです。

落とした箸を拾わないことも立派な介護技術です。

4 車いす介助にだって専門性はある

車いすに乗って体操して、車いすに乗って食事をしている――これは介護現場でよく見る光景ですが、それが原因でもっと人が立てなくなること、歩けなくなることへの恐怖を感じて、危機感を持ってほしいものです。

「とりあえず、今日はいいでしょう」と言って安易に車いすを使用した場合、その後もずっと車いす生活になってしまうことが多いものです。一度使ってしまうと、抜け出すこと、歩き出すことは非常に困難となり、結果、移動介助に要する介助量は増えていきます。

基本的には車いす＝移動の手段です。生活のための椅子ではありません。

私たちも生活の場面によって椅子を変えています。食事は食事の椅子へ、パソコンなど仕事をするときは事務椅子へ、ゆっくりテレビを見るときはソファーへと。利用者の座位は車いすだけでよいわけがありません。

座位には能動的座位と安楽座位があります（大渕哲也著『座位が変われば暮らしが変わる』）。食事はまさに楽しく美味しく能動的なシーンでなければいけません。何か勝負をするときも同様です（将棋なども正座をして背もたれなどありませんね）。

車いすの座面や背もたれがたわんでいて、一枚の布でできている理由はたためるからです。車に乗せたりするのに便利なためです。

利用者は布に乗って一日生活をしているわけです。一枚の布に座骨をうまく乗せておけるほど、バランスをとる機能は、健康な私たちにも備わっていません。ずっと同じ姿勢でいられないため、やがて体をずらしたり（ずっこけ座り・すべり座り）、足を組んだりするしかありません。座骨へ重さが集中し、その痛みから逃れるため姿勢を崩し、骨盤は後傾《こうけい》し、脊柱《せきちゅう》は湾曲《わんきょく》していきます。この姿勢では立ち上がることや、歩くことにも適していませんから、諦めていくのです。

そのため、滑り止めマットや、タオルを使用したり、高額な車いす用マットを調整したりしますが、車いすに乗っている時間が少なければ必要のないことで、これらを使用するということは車いすで生活する前提で行なわれているのです。

車いすで食堂まで行けば、食堂の椅子へ移乗します。このひと手間を惜しんではいけません。車いすは移動の手段ですから、乗って移動しているときに前に滑り落ちてはいけませんので、後ろに後傾するように作られています。体が後傾しますので、自然と頭やあごは上を向いてしまいます。この姿勢が嚥下《えんげ》に不適切なことは言うまでもありません。食事のときは上肢《じょうし》を使い、嚥下の度に喉が動き、頭も軽く頷《うなず》くように動いています。背中から頭まで、すっぽり覆《おお》ってしまうようなリクライニング型の車いすでは、上肢も頭も動きにくいです。能動的になれないような車いすで食事をすることは、手を動かして自分で食べたり、嚥下することを諦めているようなものです。

車いすは移動の手段ですから、足が宙に浮いています（引きずってはいけませんので当然です）。

人間で宙を浮いて生活をしていいのは、宇宙飛行士だけです。しかも短期間のみです。足底で自分の体の重さを実感しない生活を続けると筋力や骨は衰えていきます。重さのかからない足は必要のないものと判断され、骨も筋力もバランス力も衰えていきます。

重さを骨に乗せて生活することを介護の場面でも意識してください。車いすに長時間座っている場面であれば、フットサポートから足を下ろすだけでも違います。足が地に着いていれば、自然に前かがみになったときに重さがかかります。地に足をつけて‼　なんて昔からよく言われていますが、人が能動的になるときは地に足がついているものです。

また、車いすには前輪と後輪があります。走行中前輪は後ろを向いています。そのまま止まれば後ろ向きのままです。これが怖いのです。支持基底面積が小さくなり、ブレーキをかけていても車輪が動きやすくなります。これは体験してみないとわからないのですが、ぜひ試してください。

前輪が後ろ向きのままフットサポートに乗ってみるのと、前輪をくるっと回して前向きにした状態で乗ってみるのと、両方試してください。これを知ったら前輪の向きを回さずにはいられませんよ（少し後ろに下がれば回ります）。

トイレのシーンや、お風呂で服を脱いだりするときに、上半身が揺れると車輪も動きやすいのでこのひと手間が大切です。

5 「食事ケア」と「食事介助」は違うもの

人が生まれ、身体機能を取得していく順番は、寝返り→座位→立位→歩行です。

座位がとれるようになると、手づかみであろうとスプーンであろうと、食事を自分で食べるという機能を身に付けます。生きていく本能です。

高齢になり失われていく機能はこの逆と考えます。とすると立位がとれる、まして歩いている方に食事の介助を提供していたら、本当に介助が必要なのか疑問を持たなければいけません。

介護の現場で食事は1日3回、今日は人が居ないから明日にしよう！　というわけにはいきません。食事が自立している利用者はそれだけで有難く、逆に介助が必要な人が増えると人手を多く要します。大規模施設では食事の時間になると事務所から人が居なくなり各フロアに出向くのです。

手をかけすぎてはいませんか？

お風呂が楽しい～という職員は結構いますが、食事の介助が楽しいという職員を私はあまり知りません。その差は何でしょうか。

それは笑顔です。

お風呂に入っている利用者は笑顔ですが、食事介助を受けている利用者がニコニコしていることはあまりありません。美味しくないか、あるいは楽しくないのです。

なぜ、食べられなくなるのか？　食事の基本である「楽しく美味しく」することが食事のケアです。

食事のメカニズムとは、

①食欲
②摂取
③咀嚼《そしゃく》
④嚥下《えんげ》
⑤消化吸収
⑥排せつ

です。

このどれか一つでも支障があれば美味しい食事にはたどりつけません。

そもそもお腹が空く生活をしているのかを考えてみる必要があります。食事をすることは生きることですから、食欲がないというのは、充実感、適度の疲労をともなうような達成感が無いということです。介護職としては反省しなければいけません。

あ〜お腹空いたな〜、と言わせることにワクワクし、どんな自助具が必要かを考え、口腔内に問題はないのかを探り、どんな姿勢でどんな椅子に座ったらいいのかを学び（足底は宙に浮き、骨盤が後傾してしまうような車いすで食事をしていませんか？）、排せつの状況にも考えを及ばせる――これが食事のケアです。

6 「排せつケア」と「排せつ介助」は違うもの

「排せつケア」と聞くと、「おむつ交換の技術」と勘違いされがちですが、それは従来の介護です。介護保険施行前は、排せつ介助＝おむつ交換でしたから、定刻になるとおむつ台車を引き、車いすに座っている利用者であってもわざわざベッドに臥床《がしょう》しておむつの交換をし、記録上そこで生活する利用者の排せつ時間は皆同じ時間でした

ここでいうおむつ技術とは、排せつケアです。

まず、日中はできる限りトイレに座る支援が基本です。

おむつ交換のためにベッドに臥床し、交換してまた起こすなんていう介護はもうやめましょう。次第に介護職員の人手不足を理由に起こしたり寝かしたりするのが面倒になると、「寝かせておこう～」になって、生活不活発病へ誘導しているようなものです。

排泄物の状況はケアのレベルを表わします。

尿が濃く、陰部から尿臭が消えないような施設であればケアに問題があります。きっと、高齢者が尿路感染症を起こしたり、脱水で状態が悪化するのは仕方ない……と高齢者の責任にしているのです。

便も同様、水分や食物繊維が足りなければ当然便秘になります。

下剤を使えば便はゆるくなり、トイレまで間に合わなくなり便失禁。また、おむつを大きく

厚くし、だらだら便が止まらず、ずっと便が皮膚に付着しているので皮膚トラブルも引き起こす、負のスパイラルです。

当然介護の手間は膨大《ぼうだい》になります。

こんな便付着した衣類の後始末に追われ、ニオイがフロアに充満しているような職場では虚《むな》しさを感じ、介護職の心はどんどん疲弊《ひへい》していきます。

トイレですっきり排尿、有形便が出たときに、やったね！　と喜べたら素敵な現場です。

排せつケアとは、水分量・食事量・運動・陰部の清潔、トイレで排せつすることなどにどれだけこだわれるかです。

どうやって水分を飲んでもらうか、生活の中で立ったり歩いたりする機会を設けられるか、陰部洗浄の機会を増やせるか（1日に1回だったものを2回に増やせるか）を創意工夫することです。

7 入浴は健康管理の一環

入浴の意義・目的は6つほどあります。

①清潔の保持

汚れを取り、清潔に保つことは皮膚トラブルを減らします。蜂窩織炎（ほうかしきえん）などの疾患が多い現場は、利用者の皮膚の清潔や爪の状態を疑ってみてください。一年中傷の処置が必要な状況はそれだけで介助量が多くなります。

髪も、毛や皮膚が清潔でなければ、ニオイや見た目にも影響します。汚いものや、臭いものに人は愛着を持って積極的に接する心理ははたらきにくいものです。

利用者を一人の社会性を持った人と接する、関心を持つということからも、清潔にすることは大切です。

裸になる数少ない機会ですので、皮膚の状態を確認します（サラッと見せてじっくり確認！）。

②体を温める・循環を良くする

血流の循環をよくすることで、冷えやむくみが改善します。体を動かす機会が少ないので、高齢者の下肢《かし》のむくみトラブルは多くても仕方ない……と捉えがちです。その一時しのぎとして、足の挙上《きょじょう》をよく行ないますが、たまった水が少し移るだけで、根本的な改善にはなりません。体を温め、循環を良くするにはお風呂が一番です。

③睡眠効果

お風呂後は体も温まり自然に眠くなります。夜に入浴することが理想ですが、そうもいかないのが現状です。足が冷えているときは眠れないものです。夕方から夜間にかけて足浴を上手く取り入れると効果的です。

④痛みの緩和

温熱効果により慢性の疼痛《とうつう》をやわらげます。固くなった関節や、麻痺で動きの悪くなった手足・指間を開いて動かすには、お風呂は絶好のチャンスです。

⑤排便効果

温熱効果によって、血流が良くなれば、腸の動きも活発化します。便秘の解消に、少しでも有利になります。

⑥リラックス

気分や筋肉の緊張をほぐします。心も体も緊張した状態が続くことはよくありません。

忙しい介護現場の中でお風呂の時間は、昔の武勇伝に花が咲いたり、普段は言えない本音トークになるものです。職員との一対一の特別な時間、この時間の積み重ねを無駄にしないでください。また、浴室での滑り転倒、浴槽内でのおぼれ、のぼせ、ヒートショックなどなど事故の多いケアでもあります。滑らない工夫、のぼせない工夫、手すりの位置の工夫など様々な工夫、リラックスできる演出が必要です。

目を離さず、入浴介助は介助技術の集大成。普段のケアや関係性ができていなければ、お風呂介助はできません。「あんたが誘うなら入ろうかな～」と思わせる日常の関係性が問われます。

8 ひげぼうぼう、目やにだらけでの劣悪なケアはご家族の心も傷つけている

余暇活動を充実させることは生活を豊かにします。無いよりはあったほうがいいに決まっています（個人的には、塗り絵や貼り絵をしているより、外に出て太陽を浴び、風を感じ、フロアでは感じられない、でこぼことか傾きを感じて歩くことに勝る脳トレはないと思っていますが……）。

施設の中でも日中の活動の効果を上げるために、集団体操やクラブ活動の機会があると思います。取り組みの写真を見ればほっこりするものです。

しかし、その写真の利用者の顔をよく見ると、ひげはぼうぼう、目には目やに、口や服には先ほど食べたものが付着し、ほとんどの利用者が車いすに乗って食事レクをしているのです。そういった広告的なイベントに惑わされず、施設の大切にしていることは何なのかを判断しましょう。

集団体操で、大勢が集まる場に男性の利用者をお連れしたときに、その男性は髪に手をやり、はずれていたボタンに手をかけ、ひげを手で隠し、バルンバックの袋を後ろに隠し、背筋が伸びたのです。これか！　と思いました。

私はハッとさせられ、申し訳なく思いました。この場に連れてくることが目的になっていたのでしょう。社会性とはこういうことからなのだと思います。

介護現場の朝はとにかく忙しいため、整容より前に朝食が届いてしまえば、朝食が優先され、排せつが優先され、整容の優先順位はどんどん下がってしまいます。

顔を洗う、歯をみがく、髭を剃る、身なりを整えることは、その人を人として興味を持つことに繋がります。

きれいな物をきれいに扱うのと心理は一緒です。汚れていたり、汚く見えるものには優しく寄り添えないものです。

ご家族のクレームで多いのは、面会時に髭が伸びていたり、汚れた服を着ていることはとても悲しいという声です。

そうなのです、歩けなくなったり、おむつになったりすることはある程度ご家族は受け入れていけるけれど、お父さんがお父さんらしくなくなる姿は辛く悲しいものなのです。

髭を剃ったり、顔を洗うことは利用者だけでなく、ご家族も大切にするということなのです。

もっと〝整容〟を大切にしたいものですね。そんなに優先順位を下げてはいけません。ましてや、レクリエーションより下げてはいけないものなのです。

コラム5

人間関係の悩みを解決する3つの方法

介護の仕事に限らず、人間関係で苦しむことは、どんな職場にもあり得ることです。僕自身も、何度も苦しんできました。

解決の方法は、

①積極的に改善する

②消極的に時の流れに任せる

③人間関係を断ち切る

の3つです。

①の積極的に改善するには、かなりの勇気と努力と工夫が必要です。

②の消極的に時の流れに任せるのは、かなりの忍耐力が必要です。

③の人間関係を断ち切るのには、まったくいないものとして扱う、職場を変えるという選択枝があります。

結論から言うと、あれこれやってみて、どうしても耐えられないのなら、現場を変えたほうがいいです。同じ施設の中でも、別のユニット、別のフロアになれば、あまり顔を合わせずにすみます。その程度のことです。

人間関係というのは、他人には理解できないものなので、上司や施設長はあれこれ言うと思います。それでも、本当に悩んでいるのなら、はっきりと伝えるべきです。どちらに非があるのかは、僕にはわかりません。おそらく誰にもわからないことが多いと思います。

あきらかに、どちらかに非があるのなら、上司や施設長は、はっきりと指摘するはずです。そのとき、あなたに非があると指摘されたら、じっくりと考えましょう。その上司や施設長の判断が正当なものであると感じたならば、あなた自身が変わりましょう。

自分のことは変えることができるのです。でも、到底自分には非はないとしか思えなかったならば、真実はわかりませんので、もう理解されないと思い定めて、職場を変えましょう。

人生は長いようで短いものです。たかが他人に振り回されて、みじめな思いをするくらいなら、運が悪かったと思って、さっさと環境を変えましょう。人間、不運にぶつかることもあるのです。

第7章
利用者、家族からのクレームの予防と対応法

❶ なぜクレームが起こるのか

小さなクレームから大きなクレームまで、クレームの種類も多岐に渡りますが、なぜクレームが起こるのか？　クレームにつながるのかと一言で言うと「信頼関係ができていないから」です。

最初の章でも書いてある通り、利用者やご家族との、信頼関係が築けているなら大体のことはクレームにはなりません。

日常生活においても、例えば友達が待ち合わせの時間に遅刻してきたとして、そこで喧嘩になるかならないかというのも、その遅刻した相手との関係性次第ではないでしょうか（そのときの気分や遅刻の時間にもよりますが）。

介護の仕事も人間が行なうことです。１００％すべての出来事にすべての職員が、永久にミスすることなく業務に当たることは不可能です。どこかで必ず大なり小なりミスは起こります。そのときに利用者やご家族に許してもらえるかどうかは、日頃の関係性ができているかどうかにかかっているのです。

ご家族にとっては唯一の父、母、祖父、祖母、夫、妻などであり、利用者にとっては唯一の自分自身なのです。極端に言えば利用者やご家族からしてみると、施設の事情と都合なんて知ったこっちゃありません。関係性ができていない他人のことを、親身に考える人なんてなかなかいないですよね。「関係性」ができているから事情と都合を理解してもらえるのです。

業務的な対応で、心のない接遇を繰り返していればいつまでたっても関係性を築くことはできず、いつか必ず大きなクレームにつながってしまいます。

「関係性を築く」ことができていないということが、クレームを起こす最初のきっかけになるのです。

私自身は苦情受付窓口を10年以上も行なっていますが、保険会社に調査をしてもらった事例も、裁判になった事例も経験はしておりません。1度もそこまでのケースに発展することがなかったからです。

ですので、もし訴えられたらとか、裁判になったらという話なら、弁護士の方が書かれている書籍を参考にしてください（多少は触れますが）。

ここではクレームを起こさないための対応や、クレームが裁判など大きなことにならないための対応方法を記していきます。

クレーム対応は、苦情受付窓口を担当している職員だけの仕事ではありません。受け付けの対応は、施設長をはじめ全従業員がそれぞれの役割の中で対応していかなければならないものです。

多職種で連携が取れていて対応ができるならクレームは大きくなりませんし、そもそもクレームが起こりにくい状況になっているでしょう。

多職種で連携して「関係性」を築いていき、クレームが起きにくい状況を作っておくことが必要です。

❷ 金銭面でのクレーム

金銭面でのクレームも様々な場面で想定されます。

起こり得る大体の理由は、最初に聞いていた利用料金と違うということでしょう。

介護保険制度においては3年に1回介護報酬の見直しが行なわれます。つまり3年に1回は利用料金が変更されるのです。

サービスを利用開始する前には必ず利用料金の説明もしますが、介護報酬の改定にともない、そのときに説明した金額より支払う額が増えることがあります。介護保険では2015年8月から一律1割負担だったのが、所得に応じて2割負担となった方もいらっしゃいます。

そこで、高くなった支払い金額に対してクレームを言われる方がいらっしゃいます（正直国が決めたことを施設に言われても知らんがなという気持ちが無くもないですが……。消費税が上がって買い物をするときの金額が上がったからと、お店にクレームを言う方はあまりいないですよね?）。

ただこれもサービスを開始するときや、その都度説明するしかありません。今後利用料金が変わる可能性があることはキチンとお伝えしておかなければなりません。

サービス開始時に説明するだけでは不足です。最初に説明したでしょ！　と言ったところで、言った言わないの水掛け論になるだけです。

最初に説明するのはもちろん、料金が変わる可能性がある場合は事前に説明をし、変わった後もなぜそうなったのかを、丁寧に説明しなければなりません。利用者もご家族も介護保険制度に関しては素人です。素人の方でも理解できるように説明するのも専門家の役割です。

また施設建て替えにともなう利用料金の変更によるクレームということもあるでしょう。特別養護老人ホームを建て替える場合、基本ユニット型での建て替えになる（絶対ではない）ため、多床室からユニット型個室に部屋が変われば、利用料金も月に万単位で変わってしまいます。

前述した介護報酬の改正にともなうものは、制度変更にともなうものなので、実際のところは事業所がどうこうできるものではありません。

しかし、施設の建て替えは、利用者やご家族にとっては事業所の都合による利用料金の変更と捉えられるので、正しく対応していないとクレームにつながる場合が出てきます。

これも一緒のことではありますが、建て替えが決まった段階でなるべく早く主旨を伝えて、利用料金が変更になることを説明しておかなければなりません。そして、どうしても支払いが困難になる場合は、他施設を紹介するなどの丁寧な対応が必要です。

決して「支払えないなら別の施設を探してください」などと、不躾《ぶしつけ》な対応をとってはいけません。施設の都合で利用料金が変わって支払うことができなくなるのに、勝手に探しなさいというような態度をとって相手は良い気がするわけがありません。

利用料金の変更に納得していただけず、施設を離れてしまうことになったとしても、最後まで丁寧に対応しなければなりません。退所時の対応の悪さが、評判を落とす結果となる場合もあるのです。

❸ 処遇面でのクレーム

処遇面でのクレームで特に起こりやすいのは、**①言葉遣いなどの接遇に関することと、②対応の遅れ**の2つです。

ご家族が面会に訪れる場面で、職員が挨拶もろくにせず、利用者に偉そうな態度をとって介護に当たる姿を見かけてどう感じられるでしょうか？　きっと、面会に来ていない場面でうちのお父さん、お母さんがいったいどんな扱いを受けているのだろうと不安になるでしょう。

しかし、ご家族はあからさまな虐待ではなく、不適切な接遇に関してはなかなか言葉に出して、「今のはちょっと……」とは言えないものです。「文句があるなら出て行ってくださいと言われる事を恐れているのです（実際はそんなことを言う事業所はないと願っておりますが）。「本当は家で介護をしないといけないのに、施設に任せていて文句を言えない」や、中には「人質に取られているようなもの」と言われるご家族の声も伺ったことがあります。

そういった中で、時々来る面会の一場面で、不適切な接遇を見かけると、そこから不信感が募り、例えば少し傷ができたことをご家族に報告すると、「虐待を受けているのではないか」という思いにかられて、クレームへとつながっていくのです。

次に対応の遅れです。

例えば、利用者が転倒して打ち身ができており、様子観察をして、場合によっては受診をしますとご家族に報告したとします。そこから3日程してこれから受診しますとご家族に報告して、結果骨折していたということがあったとしたら、ご家族はどう感じるでしょうか?

利用者はこんなに痛いのになんで何もしてもらえないのか、という気持ちになるのではないでしょうか。やむを得ない事情で対応が遅れることはあるでしょう。しかし、こういった対応の遅れが続くと、たとえ信頼関係が築けていたとしても、崩れ去ってしまうでしょう。

どうしても対応が遅れてしまう場合においても、利用者やご家族に放ったらかされていないという気持ちを持っていただくために、小まめな状況説明は必ず必要です。

また身だしなみが整っていないことからクレームにつながる場合があります。面会に来た際に、いつも髪がぼさぼさで、口の周りには食べカスが付いたまま、排泄臭もしている。さらに爪はいつ見ても長いままというように、身だしなみがきちんと整えられていないと、日頃きちんとケアをしてもらえているのだろうかと心配になり不信感が募《つの》ります。衣類や寝具、車いす等がいつ面会に行っても汚れているということがあれば同様な思いに駆られます。ケアをする職員にも事情と都合があるのは十分理解していますが、ご家族にとってはそんなことは関係ないのです。我々が日常生活で当たり前に整えている、最低限の身だしなみが整えられていないという状況が続くと、ケアに対する不信感が募り、いつの日かクレームにつながってしまいます。

面会時にご家族が「爪が伸びているようなので切っておいてもらえないですか」と言いにくそうに言われたとします。ところが次の面会時もそのまま。その次もそのままということが続けば、これもまた不信感が募りクレームにつながるでしょう。

4 不老不死や安全、幸せを約束するな

先に言っておきますが、少しでも健康で一日でも長く安心安全に過ごしていただき、幸せを感じていただけるように多職種で連携してケアに当たることは当然の事です。

しかし、それを確約することがクレームにつながる場合はあります。

ご家族は1日でも長く生きてもらいたいと願って当然です。

十分生きただろうと言って良いのはご本人とご家族だけです。職員がそれを口にするのは愚の骨頂です。

実際私もご家族に、「せっかく96歳まで生きたんだから100歳までは生かせてくださいね」と冗談交じりで言われたことがあります。

そしてその方が98歳でお亡くなりになった時に、「100歳まで生きると思っていたんですが」と半分本気のような、半分冗談のようなことを言われたことがあります。

もちろん初めから、「必ず100歳まで生きられるようにします」や、「必ず幸せな生活ができるようにします」と確約はしていませんでしたが、それでもそう言われることはありました。

仮に、「100歳まで必ず生きられるように頑張ります」や、「必ず不安が1つもない幸せな生活を送れるようにします」と声を高らかに宣言してしまうと、1つでも何かできなかったときには、クレームにつながってしまう可能性が出てきてしまいます。

施設の考える利用者の幸せと、ご家族の考える利用者の幸せに、差は当然生まれてしまうわけで、宣言してしまうとその差の部分がクレームにつながってしまうのです。

できるように努力をすることは当然必要ですが、できるかどうかわからないことを、利用者やご家族に良く思われたいがために、安易にできると言ってしまうと、かえって不信感を与える結果になる場合もあることは理解しておくべきです。

努力をすることは伝えるべきですが、約束していいことと、してはいけないことはきちんと線引きしておきましょう。

5 リスクをきちんと説明することが第一歩

サービス利用中のリスクには様々なものがあります。

転倒による骨折、誤嚥《ごえん》による窒息、感染症の蔓延《まんえん》などなど自損事故・介護事故どちらにおいても、利用者の生活場面の中には、何かしらの事故が起こるリスクは常に付きまとっています。

それではそのリスクについてどう説明すべきでしょうか。

まずは契約時において、事故などのリスクについて説明すると思いますが、決して「私どもの事業所は安心安全をモットーとしているので、事故などのリスクについては心配しないでください」と伝えるべきではありません。

これを言ってしまうと、もし事故が起こったときには、クレームになる可能性が飛躍的に高まります。絶対できると言っていたことができなかったわけですから。

入所系サービスや在宅系サービスのどちらにおいても、事故を100%防ぐことは不可能です。

転倒のリスクがある方に付きっきりで介護をすることは不可能ですし、だからと言って身動きが取りにくくなるような身体拘束をしてしまえば、それこそアウトです！

そもそも、24時間365日転倒しないようにと監視されることが、利用者にとってよいこととは思えません。

我々が日常生活を送る上で、家にいるとき、働いているとき、寝ているときなど、常に誰かに監視されているとしたら、よい気分にはならないですよね。

私なら頭がおかしくなりそうです。

だからこそ起こり得るリスクはきちんと説明して、そういう状況になぜしていないのか、と思われないようにすべきです。

私はサービス利用開始時の契約手続きの際に、特にその方に起こりそうなリスクについては細かく説明します。

起きないように最善は尽くすが、100％防ぐことは難しい。家で起こる可能性があることは、施設でも起こる可能性は十分にあるということは必ず伝えます。

そこで説明をしていても、実際起きたときにはクレームになる場合ももちろんあります。そこはそれ以降の関係性次第です。

リスクについての同意書を取っている事業所もあるようですが、私はそれがクレーム対策になるようにはあまり思いません。実際にそれに同意をしているからといって、事故が起きて裁判になったとしても、その同意書があるから納得していたはずでしょ！　というふうには法律はなりません。

リスクについて認識してもらうための確認行為としては効果があるかもしれませんが、法的効力はありませんし、クレームにつながるかどうかは同意書だろうと口頭での説明だろうとさほど違いはありません。

むしろ同意書にサインをしてあるんだから！　といった対応をするほうが相手の感情を逆な

でして、クレームを大きくしてしまうだけでしょう。

最初の段階でリスクについての説明をするのはもちろんですが、サービスの利用が始まったら、リスクがあるものに関しては、その都度説明をしていくべきです。

6 できることとできないことをはっきりさせる

介護を行なう事業所にも種類は色々あります。特別養護老人ホームではできて、老人保健施設でできないこと、またその逆。デイサービスとデイケアサービスでも同じことです。

利用者やご家族は通所系サービスや入所系サービスの違いを詳しくは知りません。

どちらかにはできて、どちらかにはできないことというのは必ず存在します。

特別養護老人ホームでは特に医療的にできないことというのは色々出てきます。看護師の不在時にインシュリンの注射や咽頭《いんとう》より奥への喀痰吸引、点滴の注入や抜去などです。

そういった行為の中には在宅では家族が行なっていた行為もあります。家族ができてなぜ施設の職員にはできないのかと思われる場合もあるでしょう。

しかし、法律的にできないものはできないのです。もしそれらの行為を、家族からしつこく言われたからといって、隠れてしてしまえば、事業所自体に大きなダメージを与えかねません。

そうなると結果困るのはサービスを利用されている利用者自身です。

またそのことから、あの人はしているのにうちはしてもらえないなどのクレームにつながる恐れもあります。

できないことはできない、とできない理由をきちんと説明しましょう。

ときには、うちは特養だからできません、老健だからできませんと、だけ説明をされる方もいるようですが、それはハッキリ言って説明になっていません。

特別養護老人ホームではこうなっているからできないと、制度的な理由や体制的な理由を必ず説明しましょう。

クレームではありませんが、看取り期の利用者が、今晩一晩越せるか越せないかという状況のときに、ご家族に「別の遠方のご家族が明後日にはこちらに着くので、それまでどうにかなりませんか」と言われたことがあります。ここでわかりました、どうにかしますと言うわけにはいきません。

人の生き死にはお医者さんでも寸分たがわずはわかりません。

出産でも予定日というものはあっても、必ずしもその日に産まれるとは限りません。

看取り期においても、そろそろ最後の時期が近づいている、下顎《かがく》呼吸が始まったのでもうその時期が近いというところまではわかっても、あと何分、何時間でというのはわかりませんし、それを引き延ばすこともできません。

本章の４の項でも書きましたが、必ず１００歳まで生きれるようにするという約束はするべきではありません。できないことはできないと誠意を持って、具体的な状況を交じえて説明しましょう。

7 実際にクレームが来たときの対応・その1

今はあまり言われなくなりましたが、昔はリスクマネジメントの研修ではよく、クレームが来たときにはすぐに謝らないほうが良いと言われていました。

状況を確認せずに、すぐに謝ってしまうと、本当に事業所が悪いのかどうなのかわからないのに非を認めてしまうことになるから、というのがその理由です。

しかし、既にクレームを言われている人に対して（怒っている人に対して）、謝りもせず、憮然とした態度をとったのでは火に油を注いでしまうだけです。事実がわかっていないことに対して謝る必要はありませんが、クレームを言われるような気持ちにさせてしまったことに対しては、誠意を持って謝りましょう。

ここでいう謝罪というのは「法的責任」についての謝罪ではなく、「道義的責任」についての謝罪です。

それぞれ謝罪の仕方が違いますので、それぞれの謝り方を事前に把握しておきましょう。

「道義的責任」とは、例えば、事故があったことそのものに事業所の過失を認めて謝罪をするわけではなく、利用者につらい思いをさせてしまった、家族にご心配をかけてしまったことに対して、道義的に謝罪をするというものです。

私の場合は、事故が起きてご家族が心配して事業所に来られたら、最初にこう謝罪します。

「ご心配をかけて申し訳ございませんでした。また、ご足労をかけるようになってしまい、申し訳ございませんでした」

そして経過と今後の対応方針について説明をします。すぐに保険会社の調査などの話をしてしまうと、なかなか相手には誠意が伝わりません。はなからそういう話をしてしまうと、ご家族にとっては、誠意のない対応をされたように取られかねません。

まずはしっかり「道義的責任」において謝罪を行ない、話の流れから治療費などの話になれば、そのときには管理者と相談の上、必要に応じて費用を支払いましょう。

難しいのは自損事故の場合です。明らかな介護過誤の場合は言うまでもありませんが、自損事故の場合は、正直ケースバイケースだと思います。自損事故に事業所の責任がないかと言われれば私はそうとは思いません。自損事故も日ごろのケアの積み重ねで起こる場合もありますので、自損事故だから事業所として知らん顔をするというのは何とも無責任です。

自損事故においても、「道義的責任」についてはしっかりと謝罪を行ない、誠意を持って対応しましょう。

保険会社の調査が入る場合も、「あとは保険会社に任せているので……」といった対応は無責任です。保険会社の調査は調査で行なうにしても、事業所として、今後どうして行くのかなど、その都度親身になって話をしていきましょう。

悪意のあるクレーマー以外は、「情」を大切にして対応すれば、大きなクレームにはつながりません。平たく言うと「こいつ偉そうだな～」「生意気だな～」「腹が立つな～」という対応さえせず、真しに対応すれば、ほとんどの場合は大きなクレームにはつながりません。

私が同僚や他事業所の職員から相談されたクレーム対応で、なかなか解消できなかった事例のほとんどは、最初の対応で、「なんでこっちがそんなに偉そうな対応したの?」という場合や、「いきなり保険会社に丸投げしたのかよ」という場合や、謝罪の初動が遅れた場合がほとんどでした（苦情受付窓口の最初の対応が悪かったというケースだけではなく、介護職員や看護職員などの最初の対応が悪かったケースもありました）。

こちらの不備をきつく指摘されると、それに反発してしまい、イラっとしてしまうところまではわからなくはありません。

しかし、そのことを態度に出してしまうのは、介護施設の職員としてという以前に、社会人として褒められたものではありません。

たった一人の不躾《ぶしつけ》な対応が、事業所全体を窮地《きゅうち》に陥《おちい》らせてしまうことは十分にあり得ます。組織というものはそういうものであり、そういう自覚を持つことは社会人として当然のことですが、そういう感覚が薄い職員が少なからずいるのは、一般企業も福祉施設の職員も同じでしょう。

クレームを言われる方自身も、感情のある人間です。先手を取って、上っ面ではない誠意のある謝罪をして、今後についての曖昧《あいまい》ではなく明確な方向性を伝えれば、大体の場合は大きな話にはならないものです。

こっちだって人間なんだからという対応をする職員が一人でもいると、いままで事業所全体で築き上げてきたものがすべてぶち壊しです。

8 実際にクレームが来たときの対応・その2

クレームが来る原因の多くは説明不足によるものです。私たちは日ごろ業務をする中で当たり前と思ってしまっていることが、利用者やご家族にとっては理解されておらず、クレームにつながる場合があります。

例えば、特別養護老人ホームでは配置医師が決められており、「特別養護老人ホーム等における療養の給付の取扱いについて」（保医発第0331002号）の中で、「保険医が、配置医師でない場合については、緊急の場合又は患者の傷病が当該配置医師の専門外にわたるものであるため、特に診療を必要とする場合を除き、それぞれの施設に入所している患者に対してみだりに診療を行ってはならない。」という文言があります。

こんな内容説明を受けていない利用者やご家族は知るわけがないですよね。

配置医師がどこの病院ですという説明は最低限していると思いますが、それだけだと体調を崩したときに、「今までのかかりつけが配置医師の病院ではないから、いままでのかかりつけ医に診てもらいます！」となると話がややこしくなってしまいます。

特別養護老人ホームの場合は施設に入所されたら、配置医師はセットで決まっているものだということと、制度的に他の病院にはみだりに診療してもらうことができないという説明はしておくべきです（契約時の説明は多岐にわたるため、ご家族も忘れている場合がありますので、一度説明したのだからと思わず、その都度丁寧に説明すべきです)。

相談員という職種から、従業員の家族が施設に入所する場合に相談を受けることも多々あるのですが、契約書や重要事項説明書にサインをしてもらうだけで、ろくに説明をしない施設もあるようです。

これで後々何かあったときに、契約書にサインしてあるでしょ！　なんて言われたらご家族もたまったものではありません。説明をろくにせずにサインをしてもらうのは契約をしていないのと同じです。

また今までとの違いで起こるクレームとしては、病院から特別養護老人ホーム、老人保健施設から特別養護老人ホームへ移られる際に説明不足で起こるものがあります。

老人保健施設では薬代はまるめ（保険適用分の中に医療費や薬代が含まれていること。※一部例外あり）特別養護老人ホームでは薬代は実費請求です。

病院や老人保健施設では医学的リハビリテーションを提供しますが、特別養護老人ホームでは機能訓練を提供します（この2つの違いはここでは割愛）。

病院や老人保健施設ではセラピスト（PT、OTなど）がマンツーマンで医学的リハビリテーションをしてくれていたのに、特別養護老人ホームへ入所してからはしてもらえていない！などと言われることもあるかもしれません。

特別養護老人ホームという「生活」そのものを支援する施設だからこそ、「失なった当たり前の生活を取り戻す」（生活不活発病の改善は特別養護老人ホームだからこそ出来ると考えています）ということが可能であり、それは詳しく説明しないと、利用者やご家族には理解していただけません。

そういった違いに関しても、一つひとつ丁寧に説明していないとクレームになってしまう場合があります。

ご家族やご利用者は介護保険という制度においては素人です。だからこそ一つひとつの内容について丁寧に説明する必要があるのです。

専門職に限って専門用語を使いたがる方や、やたら難しいことを説明したがる方がいますが、これは愚の骨頂です。

専門職ではない方に理解できるように説明できてこそ専門職と言えます。教科書に書いてあるような難しいことを、そのまま言うだけなら誰だってできますからね。

我々は介護において専門職であるからこそ、利用者やご家族のような専門職ではない方には、一つひとつのことをその都度丁寧に、わかりやすく説明しなければならないのです。

クレームが来た場合には難しい言葉で煙に巻こうとしてはなりません。クレームが来た場合には、わかりやすく丁寧に内容についての説明をしなければなりません。

9 クレーム対応の次に必要なのは、繰り返さないための対策

クレームが繰り返されるパターンとしては、同じ方からのクレームが繰り返されるというパターンと、同じ内容のクレームを別の方から複数受けて繰り返されるというパターンがあります。

同じ方からのクレームを繰り返さないためには、クレームをチャンスに変えることが必要です。

クレームが来たということは、それまできちんと利用者との間に「関係性」が作れていなかったということになります。

つまり、クレームでの対応をきっかけに「関係性」を構築すれば良いのです。

例えば、こんなケースがありました。一度受けたことがあるクレームで、ショートステイを利用していただいているご利用者の背中に掻《か》き傷のようなものがあり、自宅に帰ったのちにご家族が発見して、ご家族は職員がしたのではないかと疑われてしまったというケースです。

結果としては、背中に痒《かゆ》みがあり、ご自分で掻かれた事によってついた傷だったことが判明したのですが、施設との関係性が十分できていなかったため、ご家族にそういう風に思われてしまったのです。

事実確認とご心配をかけたことに対する謝罪も含めて、ご自宅へ伺い話を聞いていると、日

頃在宅介護をしている苦労話を次々とされ始めました。

話を伺いながら、ご家族の頑張りを認め、受容し、アドバイスをする中で、初めに言われたクレームの内容はどこかへ行ってしまったのです。

こちらはある程度怒られることも覚悟の上でご自宅へ赴いたのですが、最終的には「話をたくさん聞いてくれてありがとう。これからもよろしくお願いします」とお礼を言われて帰ることとなったのです。

クレームをきっかけにして、関係性の第一歩が築かれた瞬間でした。

ピンチはチャンスと言いますが、ピンチは何もしなければピンチのままです。ピンチは物事を良いほうへ向かうきっかけにはなるので、それを生かそうとすれば、そこで初めてピンチはチャンスとなるのです。


次に同じ内容のクレームを別の利用者やご家族から繰り返される場合です。

多くの場合は説明不足が原因です。

先述したように施設には、どうしてもできることとできないことがあります。

できること・していることについてもきちんと説明していなければ、ケアを受けているご利用者はしてもらっていることがわかっても、ご家族には伝わっていなくて、何もしてもらっていないのではないかとクレームにつながる場合があります。

それ以上に大切なのが、できないことをどれだけきちんと説明しているかということです。

サービスの利用を開始する際に、きちんと説明したのだから伝わっているだろう、では通じません。

説明する側の我々は、何度も同じ説明をしているので当然理解はしていますが、利用者やご家族にとっては初めて使うサービスで、いきなりたくさんのことを説明して、すべてを1回で理解できるはずがありません。

一度説明しているからではなく、その都度、何かある度に丁寧に説明することが重要です。決して、あのとき説明したのに、などと思ってはいけません。

ご家族にケアの内容を説明する手段として有用な物の一つとして、記録の送付があります。介護保険という制度の中でサービスを提供していくと、当然行なったサービスの記録を残す必要があります。それをすべてご家族に送付するのです。

以前あったケースでは、毎週日曜日の昼過ぎに面会に来られるご家族がいらっしゃったのですが、来られる時間が毎回決まって食後だったため、丁度お部屋で休んでいる時間に毎回面会に来られていたのです。

そこでご家族が言われたのが、「いつも来る度に部屋で寝かせられている。部屋に閉じ込められているようなものだ」ということでした。口頭で説明したのですが、なかなか理解していただけず、ご家族の不満の種を取り除くことはできませんでした。

しかし、行なっているケアの記録を毎月ご家族に送付するということを始めると、面会に来ていない時間帯にどう過ごしているのかがすべてわかるようになるため、ご家族の方から、「以前は失礼なことを言ってしまって申しわけなかった。いつもベッドの上にいるわけではないということもわかったし、皆さんが献身的に介護をしてくれているのが理解できるようになりました」

というお言葉をいただくことができました。

クレームの多くは、ちょっとしたボタンの掛け違えで起こります。掛け違えたボタンを一つずつ丁寧に直していくことが、クレームを繰り返さない唯一の方法です。

自分自身の行動は意識次第で変えることはできますが、他人は変えることはできません。ですが自分自身の意識を変えて、行動を変えることによって、相手の意識に影響を与えて、相手が変わるきっかけを作ることは可能です。

もし、クレームが繰り返されるようであれば、まずは自分たちの意識を変えて、行動を変えるところから始めてみましょう。

10 理不尽なクレームには、毅然《きぜん》とした対応を!

クレームには場合によっては非常に理不尽なものもあるでしょう。現実的に不可能なクレームを言われることもあるかもしれません。

例えば、転倒が起きたときに、「なぜ母にずっと付いていてくれないのですか。付きっきりで見ておいてください」などと言われることもあるかもしれませんが、特別養護老人ホームの場合、基本利用者3人に対して1人以上の配置が義務付けられています。

1人の利用者に付きっきりになるということは、他の2人の利用者は放ったらかしになってしまい、そのような対応は現実的に不可能です。

また、数年ぶりに面会に来たご家族が、「なんでこんなに低下しているの! 前来たとき(5~6年前)はもっと元気だったのに!」といったことを言われることもあるかもしれません(キーパーソンではない、遠方の家族が言われる場合が多い)。高齢になって5年もたってまったく状態が変わらないなんてことはなかなかないですからね。

学校や病院にモンスターペアレンツやモンスターペイシェントなどが存在しているのと同様、介護業界においてもモンスタークレーマーは存在しています。

もし電話でクレームを言って来られた場合は、まずは傾聴しましょう。興奮状態にある方に、頭ごなしにこちらの言い分を伝えたところで聞く耳を持ってもらえません。

そして、電話対応で終わらせず、直接お会いして話の続きをきます。

話す場所はできれば施設でするほうが良いです。こちらのペースで話をしていくにはアウェイで話をするより、ホームで話をするほうが良いに決まっています（理不尽ではないクレームに関しては、早急にご自宅へ伺うほうが良いですが）。

施設へ来ていただき続きの話を伺うまでに、多少ご家族の興奮状態も収まっている場合もあります。

人間の怒りのエネルギー（アドレナリンの分泌）が一番強く出るのは、最初の6秒と言われています。それ以降は徐々にアドレナリンの分泌量が減っていくため、怒りのエネルギーを失なうことになります（『アンガーマネジメント協会より。https://next.rikunabi.com/journal/entry/20151019』参照）。

そこをどうやり過ごすかがポイントです（夫婦げんかにおいても同じです。笑）。

私が特に感情的になっているクレーマーに対して気をつけていることは、「煽《あお》らない」ということです。

しばらくすれば怒りのエネルギーはおさまってくるのに、煽ってしまうと、いつまでたっても怒りのエネルギーがおさまらず、まともに話をすることができません。

相手が少し冷静になってきたところで、できること、できないことを毅然とした態度で説明します。

しかしながら、こちらから一方的に用件を伝えるのではなく、相手の意見もその都度しっかり傾聴しながら、双方の落しどころを探るのです。

理不尽なクレームを一度受け入れてしまうと、そこからはずっと理不尽なクレームを容認し続けなければならなくなってしまいます。怒らず、煽らず、毅然《きぜん》とした態度で対応しましょう。言われるがままに対応していては、利用者も職員も守ることができません。

クレーマーの対応は確かに疲れます。何かしらの商品のカスタマーセンターの方なら対応に慣れているでしょうが、介護の事業所でそんなに度々理不尽なクレームを言われることはないと思いますので、理不尽なクレームにそこまで慣れている方は多くないでしょう（度々あるならそれはそれで問題ですが）。

そういう状況から事業所の苦情受付窓口になっている職員は、そこまで理不尽なクレームに慣れていない方も多いように思います。

こちらも感情的になってしまうこともあるかもしれませんが、感情的になるとこちらもどんどん疲弊してしまいます（一説には怒りの感情は全身に通常の2～3倍のダメージを与えると言われている）。

だからこそ、相手が感情的になればなるほど、冷静に感情的にならず、毅然とした対応をする必要があるのです。

ただし、最初からクレームの目的がお金という場合もあります。

そういった場合は何を言っても無駄です。相手の話を傾聴しつつ、本質的な目的がお金であると感じた場合には、弁護士に相談しましょう。

相手も弁護士というワードで引き下がる場合もあります。

これは最終手段なので、できればそうなる前に事をおさめるべきでしょう。

もし裁判になってしまうと、本当に不毛な争いが始まってしまいます。

裁判が2年、3年続いていくのはよくあることのようですし、その間ずっと裁判の対応に追われてしまうと、担当だけではなく、事業所全体が疲弊《ひへい》していってしまうでしょう。

事実がどうかは置いておいて、風評被害を受けるのは間違いないでしょうし、対応する担当者はいつ終わるかもわからない裁判の行方で心が荒《すさ》んでいくことでしょう。


これまで書いてきた通り、裁判沙汰にはならないようにするのが大前提ですが、国内での介護裁判の事例は少なくはありません。

しかし、裁判になった事例を読み解いていくと、そもそも事業所への小さい不満の蓄積が、最終的に爆発して裁判になった事例も少なくはないように感じます。


根っからのクレーマーには毅然《きぜん》とした対応で、できないことはできないと伝える。

裁判になる場合は専門家とともに対応をする。

我々は介護保険という制度の外にある法律については素人です（関連法令については別ですが）。下手に素人考えで動いた結果が、後々自分たちの首を絞めることになりかねませんので、専門家に適切なアドバイスをもらいましょう。

裁判になると事業者側だけではなく、ご家族にとっても良い結果とならない場合ももちろんあります（ご家族が起こした裁判が棄却《ききゃく》される事例ももちろんあります）。

結果として双方にとって良い結果にはならないので、できればそうなる前に対応することが大切です。

そのためには繰り返しになりますが、まずはご利用者やご家族と多職種で連携して関係性を作ること。

従業員の誰か一人だけ関係性ができているというのでは足りません。介護職員、看護職員、生活相談員、介護支援専門員などなど、多職種がそれぞれの役割の中で関係性を作っていくことが必須です。

事業所全体で「関係性」を作っていくことが、クレーム対策の一番の近道です。

コラム 6

社会的なトラブル

生きていれば、社会的なトラブルに巻き込まれる、あるいは起こしてしまうことはあるでしょう。

ここで、考えなければならないの、誰の責任かは、どうでもよいということです。

だれの責任なのかを、突き詰めると恨み（他人の場合）、自責、後悔（自分の場合）の念だけになって、事態を改善するのに、悪影響を及ぼします。

社会的なトラブルには、

①人間関係
②経済的な問題
③介護や病気などの困難
④上記以外の家族、親族の心配事
⑤家庭内暴力

などがあります。

実は、①の人間関係を除いて、これらすべてに、相談窓口があります。人間関係については、コラム5（140ページ参照）で触れました。

それ以外のトラブルについて、一人で苦しんだり悩んだりする必要はありません。自分の責任だからと、自分で抱え込むのは、やめましょう。

みなさんは、社会の一員として困った人を救う仕事をしています。社会は、困ったときに救いの手を差し伸べてくれるということを、もっと知りましょう。

困りごとは、人それぞれです。自分にとって、重大な困りごとなら、できればよい解決を見つけて、穏やかに幸せに暮らしてください。

第8章 虐待、不適切なケアをなくすにはどうしたらいいか

❶ すべてのトラブルは、不適切なケア、接遇が原因

ここまで、読んでいただいて、介護のトラブルというのは、関係性を築き、良いケアをすれば、多くの困りごとが解決するということを理解していただけたのではないでしょうか？

これは、裏返せば、困りごとは、「不適切なケア、接遇」が生んでいるということを意味します。

利用者は、介護職の「鏡」です。

- **あなたがイライラすれば、利用者は不隠になります。**
- **あなたが不機嫌であれば、利用者も不機嫌になります。**
- **あなたが不適切な接遇をすれば、利用者はあなたを信頼しません。**
- **あなたのケアが「下手」であれば、利用者は体調を崩します。**

よく施設の利用者は、「今日の夜勤は誰？」と、気にして、日勤の職員に尋ねます。これは何を表わしているのでしょうか？

利用者本人ほど、介護職の能力を「肌で感じている人」はいません。もちろん偏見も入っているかもしれませんが、多く利用者の介護職への評価は当たっていると言えます。

適切なケアを行なっている職員は、利用者の味方であり、不適切なケアを行なう職員は、利用者の敵です。

2 適切なケア以外は、すべて不適切である

さて、「不適切なケア」とはどういうものを言うのでしょう。それは、

- **適切なケア以外は、すべて不適切である**

ということに尽きます。

強い言い方ですが、グレーゾーンはありません。適切か、適切でないかの2つに1つです。

不適切なケアは、

- **わかりやすい虐待（放置、放任の介護遺棄を含みます）**
- **わかりにくい虐待（心理的に傷つけるような接遇、下手な介護によって体調が悪化するなど、筆者に言わせれば、蜂窩織炎（ほうかしきえん）や尿路感染症、誤えん性肺炎などは、適切なケアが行なわれていなかったことに起因する場合がほとんどです。裏返せば、それらの疾病は適切なケアで予防できることがわかっています）**

の2つに分かれます。

わかりやすい虐待を防ぐことに、事業所は熱心とも言えますが、不適切なケアが「わかりにくい虐待」であることは、あまり理解されていません。

❸ 何が適切なケアなのか

それでは、何が適切なケアでしょうか。適切なケアとは、

- **ケアに根拠があること**
- **利用者の利益（健康面、心理面、経済面）を損なわない、利用者の利益になること**
- **利用者の尊厳を傷つけないこと**
- **利用者を、責任ある一人の人間として扱うこと（単に甘やかすということではない）**
- **それらの条件を満たしていることを第三者に説明して、理解していただけること**

ということになります。

利用者の気が進まないリハビリを勧めることも当然あります。それは、利用者の利益になることですから大いに勧めるべきですが、嫌がる利用者にしつこく勧めたり、無理強いしては、不適切なものになります。

水分摂取を勧めても、水分量が増えない利用者が脱水、熱中症になったならば、厳しいようですが、勧め方が不適切だったということになります。

適切なケアとは何か

**利用者の利益（健康面、心理面、経済面）を損なわない、
利用者の利益になること**

↓

利用者の尊厳を傷つけないこと

↓

**利用者を、責任ある一人の人間として扱うこと
（単に甘やかすということではない）**

↓

**以上の条件を満たしていることを
第三者に説明して、理解していただけること**

④ あだ名で呼んではいけないの？

例えば、名前を「ちゃん付け」で呼んだり、あだ名で呼ぶことは、利用者の尊厳を尊重していないように感じられるので、いけないこととされています。

しかし、回帰型の認知症などの場合、

・あだ名で呼ぶことで、反応してもらえる（根拠）

・あだ名で呼ぶことで、ご飯を食べてもらえる（利用者の利益）

などが、想定できるとすれば、

1　カンファレンスを行ない

2　ケアプランに位置づけ

3　家族の同意を得る

という手続きを踏めば、適切なケアになります。

まず利用者にとって、何が適切かを考えましょう。

5 帰宅したいという利用者を引き留めるのは不適切だという誤解

筆者がデイサービスでの研修を行なったときに、「帰りたい利用者を引き留めるのは不適切ではないか」と、多くの職員の方が思っていることを知りました。たぶんショートステイでも、入所系施設でも同様な思いを抱く職員さんもいるのではないかと思います。

結論から言ってしまえば、帰りたいという利用者を引き留めるのは不適切ではありません。ただし、適切な引き留め方と、不適切な引き留め方があるのです。

利用者は、必要があって、デイなりショートなりに来ています。その必要は、入浴であったり、リハビリ目的であったり、家族のレスパイト（「休息」「息抜き」「小休止」）のためであったりしています。その目的を果たさずに帰るのは、本人や家族にとって不利益となります。ですから引き留める根拠はあるのです。

ただし、乱暴に引き留めたり、無理強いするのは不適切な引き留め方です。

できれば、納得して残っていただきたいものです。それが適切な引き留め方です。

その際、「嘘をつく」ことが良いことか悪いことかが問題になりますが、筆者は、「善意に基づいた嘘は許される」という考え方をしています。真実を告げるときと嘘をつくときを、上手に使い分けてください。

⑥ 今まで適切だったケアも、利用者の状態や時代の変化によって不適切になる

かつて、特別養護老人ホームに入所した男性は丸刈り、女性はベリーショートヘアにされていました。強制的に頭を刈られていたのです。

現在では、到底考えられないことですが、当時はそれが最善と思われていたのです。

1998年10月に福岡市で開催された「第6回介護療養型医療施設全国研究会」で発表された「抑制廃止の福岡宣言」では、抑制廃止に関して、賛否両論だったと伝えられています。現在では、特別な事例を除いて、高齢者に対する抑制は行なわれていません（そう願っています）。

このように何が適切で何が不適切かは、時代によって変化します。現在普通に行なわれていることが、明日の非常識になるかもしれません。

おむつや胃ろうが適切か不適切かは、その時の利用者の状態によって変わります。

口から食べられるまでに意識レベルが回復した利用者に、いつまでも胃ろうをしているのは不適切なケアです。

おむつも、キザミ食、ミキサー食も、ポータブルトイレも同様です。

7 不適切ケアをなくすには、多職種協働が絶対条件に！

何が適切で、何が適切でないかを一人で、あるいは介護職だけで判断するのは危険です。看護職、ケアマネジャー、施設であれば相談員、施設長などと今行なっているケアが適切かどうかを、常に見直していく必要があります。

ケアは総合的なものなので、医療面、ソーシャルワークの面、制度面から総合的に判断しなくてはなりません。

そのためには、定期的に、

・「こんな疑問を持っている」（疑問を感じることは、大事です）
・「こんなことに困っている」（困りごとは、関係性やケア技術に関わっています）

ということを話し合いましょう。

そういう話し合いが気軽にできる組織が、不適切なケアをなくしていけます。

その際、ついつい、「○○さん（介護職）のケアはおかしい」と個人攻撃になりがちですが、人格を攻撃するのではなく、該当の○○さんのケア技術を上げるにはどうしたらよいかという点で話し合うべきです。

8 わかりやすい虐待はなぜ起こるのか

利用者に暴力をふるう、言葉の虐待などが、なぜ起こるのかと言えば、

・職員個人によるもの

・組織に起因するもの

の2つがあります。

残念ながら、自分を制御できない人というのは、多くはありませんが、一定数いるものです。そういう傾向がある人が、忙しさや、人間関係などで追い詰められて、虐待を起こしてしまう場合が多いようです。

また無知も虐待の原因になります。利用者の耳たぶに洗濯バサミを挟んで、写真を撮っていた事例があります。なぜそんなことをしたのと聞くと、面白かったからという答えでした。これなど、他者の尊厳に対する無知が原因と言えます。

介護職は、大人として、人間としての成熟を目指してください。そのためには、組織の理念や教育・研修、そして自己啓発が必要です。

9 虐待が起こらない組織の作り方

虐待を防ぐには、一にも二にも、組織的取り組みが必要です。

他者の人格を尊重するというのは、当たり前のようでいて、難しいものです（筆者もときとして、心無い言葉を他者に投げてしまい、後悔することがいまだにあります）。

虐待防止の研修は、定期的に行なってください。

また日ごろから、介護とは何か、何が適切なケアか、利用者の尊厳を守るとはどうすればいいのかを意識して、介護を行ない、話し合いを重ねてください。

スタッフ間、上司と部下の間で、気軽に相談できる、指導し合える、指摘し合える関係性を築いてください。

何より、「不機嫌な職場」だと虐待のリスクが高まります。職員も利用者も「ご機嫌」でいられる職場作りを目指してください。

厳しく指導するだけでは、不適切なケアや虐待は防げません。

コラム 7

幸せに生きる

トラブルを抱えていて、幸せに生きていくというのは、なかなか難しいものです。できれば、穏やかに、心やすく暮らしていきたいものです。といっても、人生に困難や障害、トラブルはつきものです。人によっては、何の罪も責任もないのに、不幸に見舞われることもあります（震災や火事、事故など）。

それでも、できれば、幸せを自分の手にしてください。

「最大の復讐《ふくしゅう》は、自分が幸せになること」です。

ひょっとしたら、この本をお読みの方の中に、子供のころいじめにあったとか、今職場でいじめられているとか、ご両親が不和で悲しい思いをしたとか、虐待された経験があるとか、恋愛で傷ついたとかいう方がいらっしゃるかもしれません。

あなたには、幸せになる権利と義務が両方あります。輝かしい（別に有名になるとかではありません）人生を送る権利と義務があります。もちろん幸せは人によって違うので、結婚する、しない、経済的に豊かになる、ほどほどでよいなど、その人の人生観なので、私がつべこべ言うつもりはありません。本来仕事は、つらく苦しいものではないはずです。楽しく、達成感、充実感を持って仕事ができれば、それに越したことはありません。

仕事を生きがいにしてもかまいませんが（それはその人の人生観です）、プライベートも充実していたほうが、仕事も楽しくなるような気がします（これは私の人生観です）。

といっても、働いている間は、仕事をしている時間がかなり長いので、やはり仕事の楽しさは、大事です。楽しく仕事をするには、いい職場と、あなたの技量が必要です。下手でも楽しめるものもありますが、上手になれば、楽しさも増します。ですから、上手に暮らしてください（別に家事に得意になれといっているのではありません）。つらいことがあったとしても、自分の心と身体を大事にして、家族や自分の大事な人やペットを大事にして、心を砕いてください。それが確実にあなたの人生を豊かなものにします。

第9章
そもそも、現場の介護力を超えた利用者を受け入れるのは無責任ではないのか?

1 事業所の〝介護力を超えた〟胃ろうの利用者の受け入れをどうするか

施設でも、在宅でもすべての利用者を受け入れるのが理想です。「正当な理由なく、サービスの提供を拒んではならない。」と運営基準にも謳《うた》われています。

この場合の「正当な理由」とは具体的にはどういうものを言うのでしょうか?

「介護老人福祉施設の人員、設備及び運営に関する基準」の解釈通知(老企第43号)によると「提供を拒むことのできる正当な理由がある場合とは、入院治療の必要がある場合その他入所者に対し自ら適切な指定介護老人福祉施設サービスを提供することが困難な場合である。」となっています。

例えば、施設などで、これ以上胃ろうの利用者を受け入れたら、適切なサービスが提供できないと判断されれば、お断りすることは可能です。

もちろん安易に「手がかかるからイヤ」という理由ではいけません。

冷静に事業所の「介護力」を判断して、この利用者を受け入れることは、この利用者にも、ほかの利用者にも迷惑をかけてしまうと判断された場合だけです。

したがって、胃ろうの利用者を何人受け入れられるかは、施設によって違うのです。

❷ 集団生活ができない利用者（自傷他害）をどうするか

施設で集団生活ができない利用者は、勇気を持って退所していただくことになります。ここで問題になるのが、集団行動できないという程度になります。明らかな自傷行為や、他の人（職員も含む）にひどい暴力を繰り返す利用者は、特別養護老人ホームでは、受け入れ不可能です。

ただし、そういう利用者は、ケアによって収まる場合も多いので、慎重な判断が必要です。

大事なことは、

- **介護力を上げること**
- **アセスメントを良く行なうこと（暴力にはきっかけがあることが多い）**
- **職員への暴力を、「そういう仕事だから」という理由で見過ごさない**

ことです。

事件が起こってからでは遅いのです。利用者を断る勇気も組織は持ちましょう。

③ 重度の精神疾患の利用者をどうするか

精神疾患の方が、認知症と間違われている場合があります。

この場合、先に述べたような、認知症ケアはあまり役に立ちません。

例えば、統合失調症の症状には、

①妄想

②幻覚

③まとまりのない発語（例、頻繁な脱線または滅裂）

④ひどくまとまりのない、または緊張病性の行動

⑤陰性症状（すなわち感情の平板化、意欲欠如）

などがありますが、これらは認知症の症状と酷似しています。

精神疾患には、薬物療法が有効な場合が多く、専門医の受診が必要です。

精神保健福祉士のような専門家が頼りになるのですが、現実問題として、施設や事業所にそのような人がいるのは稀なケースでしょう。

精神保健福祉士は、市役所や保健所にいる場合が多いので、アドバイスを求めることができます。

専門家のアドバイスに基づいて、あまり症状がひどいようなら、入院も考慮に入れるべきです。

4 社会性のない在宅利用者をどうするか

正直言って、社会性がない人を社会がどう支えていくのかは難問です。

単に、身体状態で介護を要する人は、皆さんはそれほど困らないでしょう。しかし、近隣トラブルを繰り返す、万引きを繰り返す、ゴミ屋敷、猫屋敷（野良猫などを多数飼ったり、出入りさせたりしている）、近所迷惑な騒音などの、社会性に欠ける人を介護するのは、非常に難しいものです。

ここで、考えなくてはならないのは、

・そういう人は一定数いる

・介護だけの問題ではない

ということです。

つまり、介護だけの力で解決しようとしないことです。具体的には、行政を巻き込まなければなりません。

社会性がない人は、精神疾患あるいは、境界層である場合が多いので、専門家の援助が必要です。

普段から、困難事例は、地域包括支援センターや医療、行政と連携を取りながら、対応していく必要があります。ヘルパーだけが抱え込んで、悩むのは間違っています。

5 勇気を持って、無理なものを冷静に判断しよう

あなたの介護力、あなたの事業所の介護力を上回るような困難事例は、はっきり言って、あなた、あるいはあなたの事業所だけでは解決できません。

ですから、

- **外部の資源に相談する**
- **多職種協働で対応する**
- **あなたとあなたの事業所の介護力を上げる**
- **それでも無理なら、サービス提供をやめる**

ということを行なわなくてはなりません。

最後のサービス提供をやめるという決断は、非常に困難で苦しいものですが、

「あなたが、あなたの事業所がサービスを続けることは、その利用者にとって最適なのか?」

ということを考えなくてはなりません。厳しい言い方になりますが、自己満足や後ろめたさで、解決できない問題を抱え込んでいるのは、かえって無責任です。

あとがき

介護の現場は、施設でも在宅でも、とてもたいへんな仕事だと思います。また、

「困っているお年寄りを助けている」

というとても尊い仕事だと思います。

残念ながら、お給料の面で恵まれていないと言われていて、それは事実なのでしょうが、いずれ改善されると信じています（社会問題化したものは、いずれ改善されることは、歴史が証明しています。奴隷制や、女性の差別、人種差別など長い時間がかかっていますが、改善の努力がすすめられています）。介護現場がいつまでも、働く人がつらいばかりであるはずがありません。


そうは言っても、今つらいと感じている皆さんにとっては、今何とかしてほしいという切実な思いがあると思います。

ごめんなさい、今日明日に劇的に良くなることはありません。私は魔法使いではありませんので。

それでも、少しでも皆さんの気持ちを楽にする方法を考えて毎日を過ごしています。今の結論は、お年寄りが穏やかに過ごしていれば、皆さんも穏やかに働けるのではないかということ

です。

ですから、この本では、お年寄りがいかに穏やかに過ごせるかということの技術の一部を紹介してみました。ひょっとしたら、お年寄りが穏やかに過ごすために、今より考える時間や作業が一時的に増えるかもしれません、

しかし、お年寄りが落ち着けば、あなたとの関係性が良くなれば、あなたの仕事は必ず楽になり、仕事が楽しくやりがいがあるものになることを約束します。

この本をお読みなった方は、ぜひお年寄りとの関係性について考えてみてください。

最後に声を大にして言いたいのは、

「介護職は、立派な仕事だ!」

ということです。

誇りを持ってくださって結構です。困っている人を助けるというのは、本当に、本当に立派な仕事です。世の中の人は、全員介護職に感謝しなくてはいけないと思っています。また世の中は、皆さんにそれを期待しているのです。ぜひ期待に応えてください。

そうすれば、社会的に認められる職業になっていくはずです（このことは看護の歴史が証明しています）。

皆さんのご健闘と幸せを願います。

〈執筆者紹介〉

野村真梨（のむら・まり） 第２章担当

介護福祉士。

特別養護老人ホーム勤務。祖母の介護をするため、介護職をめざし、特別養護老人ホームに就職。ゲーマー。動物占いはコアラ。

杉山真由（すぎやま・まゆ） 第６章担当

介護福祉士、介護支援専門員、産業カウンセラー。

20年前、祖母の介護をする母の姿を見て介護の世界へ。特別養護老人ホームや老人保健施設の大規模施設にて介護職員として勤務。その後在宅介護を中心の民間企業へ。訪問介護サービス、通所介護サービス、認知症対応型生活介護を経験。教育研修本部にて社内研修カリキュラム作成・初任者研修講師など担当。現在は通所介護サービスに在職中、静岡県立大学短期大学部社会福祉学科非常勤講師兼務。

岡川健一（おかがわ・けんいち） 第７章担当

社会福祉法人日本原荘 特別養護老人ホーム日本原荘 生活相談員。

１９８１年、岡山県生まれ。

福祉系の短大を卒業後、保育士として３年間勤務。その後、現法人に就職して介護員を経て、現在は生活相談員として苦情受付窓口を担当しながら、法人内の研修指導担当として、『ケアのあり方』などを中心に研修を行ない、介護人材育成に努めている。

kenichi.okagawa@nihonbara.or.jp

高頭晃紀（たかとう・あきのり）

1961年生まれ。介護福祉経営士。株式会社日本ケアコミュニケーションズチーフコンサルタント。

1998年より、ケア管理システムをはじめ、介護保険関係のシステム開発を数々手掛ける。介護施設への経営（介護福祉施設の稼働率向上、在宅サービスの利益向上）・ケア（利用者の健康向上、自立支援）のコンサルティング業務も数多く、講演活動も精力的に行なっている。

社会福祉法人虐待再発防止第三者委員を歴任。

著書に『今日から使えるユニットリーダーの教科書』『100の特養で成功！「日中おむつゼロ」の排せつケア』『あなたを助ける 介護記録100%活かし方マニュアル ただ書くだけの記録から ケアを高める記録に』（共にメディカ出版刊）がある。

Mail-address　a-takato@rr.iij4u.or.jp

介護現場《かいごげんば》のクレーム・トラブル対応《たいおう》マニュアル

2018年2月14日　初版発行

著者　高頭晃紀
発行者　常塚嘉明
発行所　株式会社ぱる出版

〒160-0011 東京都新宿区若葉1-9-16
03(3353)2835 ─代表 03(3353)2826 ─FAX
03(3353)3679 ─編集
振替 東京 00100-3-131586
印刷・製本 中央精版印刷(株)

ISBN978-4-8272-1105-4 C2047